전 세계를 뒤흔든 식습관의 새로운 대안

공복과 절식

전 세계를 뒤흔든 식습관의 새로운 대안

공복과 절식

양우원 지음

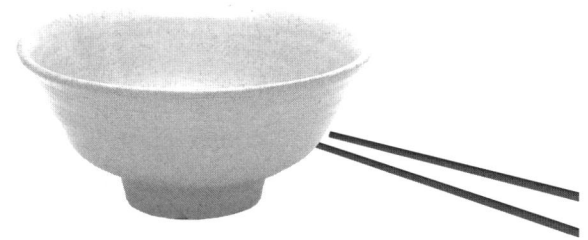

당신은 어느 쪽에 끌리는가?

모아북스
MOABOOKS

| 시작하며 |

당신을 위한 식이요법, 제대로 알고 있는가?

　인터넷의 발달로 누구나 손쉽게 원하는 정보를 얻을 수 있는 시대가 열렸다. 이는 건강과 관련한 정보에서도 마찬가지다. 많은 사람들은 인터넷을 통해 건강한 삶을 살아가기 위한 정보들을 얻는다. 하지만 인터넷상에 떠도는 수많은 정보들 중에 철저하게 인증 받은 올바른 정보는 과연 얼마나 될까?

　홍수처럼 쏟아지는 건강 정보들 속에서 옥석을 가려내는 일은 결코 쉽지 않다. 더구나 당연하다고 믿어 왔던 정보가 오히려 건강까지 위협하는 경우도 종종 있다. 나아가 건강을 담보로 한 사이비 전문가들까지 활개를 친다.

　단언컨대, 인터넷 정보는 결코 양과 질이 비례하지 않는다. 누구나 원하는 정보를 얻을 수는 있지만, 올바른 정보를 선별하고 선택하는 일은 어디까지나 개인의 몫이다. 또한 과거와 비해 많은 정보를 손쉽게 얻을 수 있게 된 반면 그 질은 오히려 떨어져 시간과 비용, 거기다 건강까지 빼앗기는 경우가 있다.

건강을 잃으면 어떤 일이 벌어지는가? 나 자신만 고통스러운 게 아니라 가족과 주위 사람들까지 짐이 된다. 이처럼 건강은 나 혼자만의 문제가 아님에도, 잘못된 건강 상식을 아무런 의심 없이 받아들여 실천했다가 후회할 일을 만들기도 한다.

한 예로 여러분은 유행하는 식이요법이나 건강 정보에 현혹된 적은 없는가? 심지어는 어제까지 믿었던 정보가 오늘은 오답이라고 밝혀지는 일은 또 얼마나 많은가?

사람들은 자신이 믿고 싶은 것만 믿으려는 습성이 있다. 비논리적이고 비현실적인데도 자신의 바람과 일치하며 따져보지 않고 덥석 물어버린다. 그렇다면 올바른 정보를 가려내는 방법은 무엇일까?

그 기준은 어찌 보면 단순하다. 확실한 연구결과가 있는지, 부작용이나 위험성은 없는지, 효과를 본 사람이 믿을 만한 사람인지, 나의 병증과 체질에 맞는지 등을 확인해야 한다.

바야흐로 인간 수명 100세 시대이다. 혹자는 짧고 굵게 살다 가는 것이 최고라고 말하지만 수명은 내 마음대로 정할 수 있는 것이 아니다. 나아가 아무리 장수한다고 해도 병석에만 누워 있다면 그것은 진정한 장수가 아닐 것이다. 진정한 장수란 100세를 넘겨서도 건강하게 살다가 짧게 며칠만 누웠다가 편안하게 죽음을 맞이하는 삶이 아닐까.

아무리 현대 의학이 발전해 병을 현상 유지시키거나 죽음의 시기를 늦춰 주는 일이 가능해졌다 해도, 결국 개개인의 건강은 각자의 책임이다.

아프면 병원에 가겠다는 생각을 버리고, 평소에도 꾸준히 운동하고 하루 세 끼를 적절하게 먹으며 해로운 생활 습관을 고쳐야 한다. 그러기 위해서는 잘못된 건강 상식이 오히려 생명을 위협하는 정보의 홍수 속에서 정확하고 올바른 지식으로 재무장해야 한다.

최근 식이요법과 비만에 대한 잘못된 지식이 불러온 위험을 보라. 만성질환과 비만을 두려워하는 사람들에게 상술로 잘못된 정보를 전달하는 이들이 넘쳐난다. 또한 과장되고 잘못된 광고에 현혹되어 속아 넘어가는 사람들은 그 사기꾼들보다 많다.

언제 떠날지 모르는 삶을 항상 건강하게 지내고 싶다면 이제 올바른 지식을 삶 속에서 실천해야 한다. 많이 아는 것보다 제대로 아는 것이 중요하다는 점을 기억해야 한다. 이 책도 바로 그런 취지에서 쓰여 졌다.

최근 유행하고 있는 건강법 중에 가장 큰 화두가 되고 있는 것이 바로 식사법이다. 먹는 것은 곧 모든 건강의 기본이기 때문이다. 그 중에서도 1일 1식, 1일 2식, 1일 5식 등 전통적인 식사법을 넘어서는 신개념의 식사법들이 유행하고 있는데, 이 책은 이 식사법에 대해 신중하게 살펴보고 우리가 전통적으로 이어온 1일 3식의 이점에 대해서도 서술하려고 한다. 나아가 잘못된 식습관을 고치고 몸에 좋은 먹을거리를 섭취하며 올바른 식이요법을 실천하는 방법에 대해서도 논할 것이다.

실상 1일 3식 식습관, 더불어 소식과 절식의 조화로운 식이요법은 전 세계 장수촌의 공인된 실천법이다. 그럼에도 습관에서 탈피하지 못하고 자기중심적인 생활을 살고 있는 현대인들에게는 흘러 지나가는 이야기의 한 대목으로 인식되고 있다. 저자는 이 대목을 화두로, 건강한 심신으로 건강 백세를 살 수 있도록 기초적이고 기본적인 식습관 정립에 대한 대안을 제시하려 한다.

젊었을 때부터 건강관리를 해 온 사람과 그렇지 않은 사람은 세월이 흐른 후 매우 분명한 차이점을 보인다. 많은 사람이 병에 걸리거나 몸에 이상 신호가 올 때 그제야 건강의 중요성을 깨닫고 해결책을 찾아 나선다. 사소한 습관 하나가 건강한 상태로 죽는 날까지 인생을 즐기느냐, 고통 속에서 죽음을 맞이하느냐를 결정짓는다.

이 책을 읽는 순간에도 우리의 건강은 좋아지거나 나빠진다. 건강은 매일 매일 가꾸는 것이라는 법칙에서 벗어날 수 있는 사람은 아무도 없다. 평소 식습관에 관심이 많은 분들, 작고 큰 질병을 가진 분들, 잘못된 건강 상식을 피하고 싶은 분들이라면 이 책을 통해 올바른 식이요법들과 장수 비결을 얻어 가시길 바란다.

양 우 원

차례

시작하며 _ 4

당신을 위한 식이요법, 제대로 알고 있는가?

제1장
하루 한 끼 식사 열풍 "그건 분명히 그럴 거야!"

1. 왜 우리는 화제의 건강법을 믿나요 _ 14
2. 문제는 제대로 배울 곳이 없다 _ 17
3. 제대로 된 정보를 접하고 있나요? _ 20
4. 1일 1식 & 1일 2식 & 1일 5식이란? _ 22
5. 현실성이 있는지 제대로 따져보자 _ 25

제2장
화제의 건강법, "내가 해 봐서 아는데!"

1. 1일 1식, 누구에게 필요할까? _ 30
2. 1일 2식, 누구에게 필요할까? _ 37
4. 1일 5식, 정말 믿을 수 있나요? _ 44

제3장
식이요법에 대한 논리 "무조건 내 말이 맞는다니까!"

1. 식이요법을 하면 아름다워진다? _ 52
2. 아침을 거르면 살이 빠진다? _ 55
3. 대장 속에 숙변이 쌓여 있다? _ 58
4. 운동할 때는 물을 많이 마셔야 한다? _ 62
5. 하루에 물을 2리터씩 마셔라? _ 66
6. 동양인은 서양인보다 장이 길다? _ 69
7. 탄수화물을 많이 먹으면 살이 찐다? _ 72
8. 지방은 무조건 섭취해선 안 된다? _ 75
9. 물만 먹어도 살이 찌는 사람이 있다? _ 78
10. 기호식품은 적당히 즐겨야 한다? _ 82
11. 미녀는 식초 음료를 좋아한다? _ 87
12. 건강법은 유행을 따라 실천해야 한다? _ 90

제4장
절대 그럴 리 없어, 제대로 먹어야 한다

1. 현대인의 영양소는 부족하다 _ 94
2. 영양소는 어떻게 보충하는가? _ 98

③ 왜 현대인은 왜 유독 살이 많이 찌는가? _ 123

④ 우리가 몰랐던 불편한 진실은? _ 129

⑤ 건강하고 깨끗하게 먹는 법을 배우자 _ 133

⑥ 잘못된 식이요법, 내 몸의 병을 키운다 _ 141

제5장
실천에 따라 달라지는 내 몸의 변화들

① 백세인의 건강법은 따로 있다 _ 146

② 세계적으로 유명한 장수촌의 비결은 무엇인가? _ 157

③ 마음이 병을 치료한다 _ 167

④ 건강을 위해 꼭 지켜야 할 습관은? _ 172

⑤ 허기를 채우는 최고의 방법 _ 189

⑥ 내 몸을 바꾸는 4단계 습관법 _ 194

제6장
내게 상식이 아닌 말로 입증해 봐! 할 수 있다면

① 매일 먹는 1일 3식, 꼭 해야 하는가? _ 210

② 1일 3식이 장수 이유는? _ 214

③ 1일 3식이 생체리듬을 살린다 _ 217

④ 내 몸을 지키는 운동법은? _ 224
⑤ 1일 3식을 위해 꼭 먹어야 할 음식들 _ 235
⑥ 절식으로 1일 3식을 하는 법 _ 240
⑦ 약은 면역력을 떨어 뜨린다 _ 243
⑧ 예방을 위해 약을 끊자 _ 250
⑨ 체온을 높여야 면역력이 높아진다 _ 252
⑩ 평생 교육이 장수 비결이다 _ 255

맺음말 _ 262

1년에 한 번 건강 검진받기

    01 성별에 따른 건강검진 가이드 _ 263

    02 나이별 건강검진 가이드 _ 264

제1장

하루 한 끼 식사 열풍
"그건 분명히 그럴 거야!"

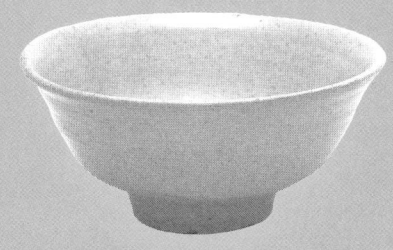

왜 우리는 화제의 건강법을 믿나요

더위가 시작되고 옷의 두께가 얇아지면 너도 나도 날씬해지고 건강해지고 싶다는 욕망이 강해진다. 인터넷에 '건강정보'라는 단어로 검색하면 수백 가지 이상의 정보가 등장한다. 한 가지 의아한 점은 이렇게 정보가 넘쳐나는데도, 왜 막상 우리 주위에는 건강한 사람은 극히 적은가 하는 점이다.

불역유행(不易流行)이라는 말이 있다. 무엇을 하든 변하지 않는 원칙을 통해 나아가야 한다는 말이다. 건강의 기본이란 무엇인가? 알고 보면 아주 기본적이다. 제대로 먹고, 제대로 운동하며, 제대로 배설하고, 제대로 살아가는 것이 바로 건강이다. 이것은 수천 년간 전해져 내려온 기본 상식이며, 앞으로도 변하지 않을 불변의 원칙이다.

말하자면 하루 세 끼를 잘 챙겨 먹고, 많이 움직이고, 긍정적인 마음가짐을 가지는 것만으로도 건강의 절반 이상은 획득할 수 있다는 의미이다. 그런데도 막상 이 중요한 부분을 소홀히 하며 유행하는 건강법만 좇다 보면 허탈한 결과가 나올 수밖에 없다.

그런데도 요즘 이런 기본 원칙을 무시하는 갖가지 건강법들이 유행이다. 여러 건강법들 중에서도 식이요법은 시기에 따라 유행하고 있는데, 문제는 적잖은 식이요법들이 초점을 다이어트에만 맞추고 있다는 점이다.

한때 포도나 바나나 등 한 가지만 먹는 원푸드 다이어트가 상당히 인기를 끌었던 것을 기억하는가? 그러나 초반의 열풍과 달리 이 다이어트법은 체력이 저하되고 빈혈을 초래하는 등 건강을 해치는 요소가 많아 인기가 시들해졌다.

그 뒤에는 단백질의 중요성이 알려지면서 단백질 중심으로 식단을 짠 덴마크 다이어트가 유행했다. 뿐만 아니라 저탄수화물 다이어트, 황제 다이어트 등 저마다 최고의 식이요법이라며 화려하게 등장했던 방법들이 어느 순간 사라져 버렸다. 그런데도 사람들은 여전히 또 다른 식이요법을 사냥하듯 찾아다닌다. 이들에게 식이요법이란 건강의 기본을 쌓는 일이 아니라 살을 빼는 도구에 불과한 것이다.

실로 유행하는 식이요법 대부분은 시간이 지나면서 부작용을 호소하는 이들이 많고 95% 이상이 요요현상을 겪는다. 나아가 식사를 제한하거나 중단하는 식이요법은 결코 좋은 방법이 아니라는 사실 또한 밝혀졌다. 평생 특정 음식만 먹을 수 있는 것이 아니며, 언젠가 다시 일반적인 식사로 돌아와야 한다는 것이다.

그렇다면 우리는 왜 이처럼 지치지 않고 유행 식이요법을 사냥하듯 따라하는 것일까? 대체 누가 그들에게 이런 식이요법을 권하고 있는 것일까? 건강한 하루 세 끼를 마다하고 유행하는 식이요법에 도전했다 실패하고, 다시 다른 식이요법을 찾아나서는 허망한 '건강 사냥'을 멈출 길은 정녕 없는 것일까?

문제는 제대로 배울 곳이 없다

 최근 간헐적 단식이 유행이다. 단식이 몸의 독소를 제거해 주고 신체를 활성화시켜 준다는 사실이 밝혀졌기 때문이다. 단식은 섭취하는 열량을 0kcal으로 유지하고, 음식물은 물밖에 먹지 않는다. 간헐적 단식을 추종하는 이들은 굶는 시간이 어느 정도 지속되면 몸의 대사가 활발해지고 독소가 배출되는 효과가 있다고 믿는다.
 물론 맞는 이야기이다. 하지만 문제는 단식이나 식이요법 자체가 아니라, 이를 제대로 이해하지 못한 채 시작한다는 점이다. 이 경우 90% 이상이 심각한 요요현상을 겪거나 영양실조, 탈모, 생리불순, 무월경, 골다공증 등 심각한 부작용에 노출된다. 더 큰 문제는 이후 다시 정상적인 식이요법을 재개한다 해도 예전의 건강한 상태로 회복하기 쉽지 않다는 데 있다.

건강을 잃는 것은 순간이지만, 회복하려면 몇 배의 노력이 필요하다. 무턱대고 제대로 이해하지도 못한 정보를 내 몸에 실험하는 것과 다름없다. 그렇다면 어쩌다가 우리는 이런 상황에 이르렀을까? 분명히 건강해지고 싶다는 마음에서 시작한 식이요법들이 오히려 해로운 결과를 가져온 이유는 무엇일까?

혹자는 건강도 교육의 일부라고 말한다. 건강에 대한 교육은 어린 시절 가정에서부터 시작해야 한다. 단적인 예로 부모가 흡연자인 가정의 경우, 자녀가 성인이 되었을 때 흡연할 가능성이 훨씬 높다. 또한 부모가 비만이나 만성질환을 앓고 있을 경우, 그 자녀들도 질병을 앓거나 비만이 될 확률이 높다. 이는 식단과 생활 습관 같은 한 가정의 건강 문화가 자녀의 건강에도 영향을 미친다는 점을 보여준다.

때문에 올바른 건강 교육은 가정에서 시작하여 초·중·고·대학교, 나아가 성인이 되어 사회생활을 할 때도 꾸준히 이루어져야 한다. 그럼에도 우리는 현재 제대로 된 건강 교육을 접할 기회가 많지 않다. 최근에는 텔레비전과 신문 등의 미디어에서도 꾸준히 건강과 관련된 내용을 다루지만 미디어의 속성상 자극적이거나 과장된 경우가 적지 않다. 심지어 상술이 접합된 광고 형태의 건강 정보도 여과 없이 제공된다.

이런 환경에서 제대로 된 건강 정보를 얻으려면 그 자신의 노력이 가장 중요하다. 막상 눈을 뜨면 안 보던 게 보인다는 말처럼, 생각보다 우리 주변에 제대로 된 건강 정보를 얻을 만한 곳이 많다. 검증 받은 건강법을 대중적인 수준에 맞춘 건강 세미나나 강연은 물론, 다양한 건강 관련 서적들도 도움이 된다. 또한 같은 TV 프로나 신문 섹션일지라도 오랜 전통과 공정성을 가진 미디어라면 신뢰할 만하다.

다만 이런 서적들이나 세미나, 미디어 교육에서도 한 가지 주의할 점이 있다. 모든 건강의 기본 원칙은 결국 제대로 먹고, 제대로 운동하고, 제대로 살아가는 것, 이 3가지에서 크게 벗어나지 않는다는 점이다.

즉 자신들의 건강법은 아주 혁신적인 것이며, 이것만 따라하면 모든 질병에서 벗어날 수 있다는 식의 주장을 펼치는 유행 건강법이 있다면 반드시 의심하고 고민해 볼 필요가 있다. 그런 건강법이나 식이요법의 경우, 실상은 그 확실성이 검증되지 않은 일종의 광고에 불과할 가능성이 높기 때문이다.

제대로 된 정보를 접하고 있나요?

'불로장생' 하면 떠오르는 이가 있다. 바로 진나라의 진시황이다. 진시황은 수없는 젊은이들에게 불로초를 찾으라며 사지로 몰아넣었고, 결국 불로초 대신 불로장생에 효과가 있다는 약을 구할 수 있었다. 그 약은 몹시 희귀해서 금이나 은보다 가치가 있었다. 그 약을 조금 먹고 피부가 팽팽해지는 효험을 본 진시황은 그 약을 장기 복용하다가 50세의 나이에 죽었는데, 사인은 수은 중독이었다. 그가 불로장생의 약이라고 믿었던 것의 정체는 바로 수은이었던 것이다.

이 이야기를 웃어넘길 수만은 없는 것은, 우리에게도 진시황의 무지함과 어리석은 면이 있기 때문이다. 인간은 누구나 건강하고 오래 살기를 바란다. 늙지 않고 젊은 모습 그대로 살고 싶어 한다. 나아가 우리의 삶에 잘못된 영향을 끼치는 가짜 지식과 광고의 덫도 바로 이 '불로장생'의 환상에서 기인한다. 단기간에 모든 것을 바꿔준다는 건강법이나 식이요법은 반드시 진시황의 수은보다 무서운 덫을 품고 있다. 당장은 효과가 있을지 몰라도 장기적으로 가면 몸을 망치게 된다. 반면 신중하게 장기 플랜을 가지고 잘 접한 건강법은 비단 체중 감량 이상의 놀라운 효과를 가져 오기도 한다.

　최근 들어 1일 1식과 2식, 5식이 유행하고 있다. 하루에 한 끼만 먹거나, 두 끼, 또는 다섯 끼를 먹으라는 식사법의 일종이다. 식사법은 식이요법 중에서도 장기 플랜을 가지며, 부작용도 적은 편이다. 나아가 현대의 삶에 맞게 식사를 조절하고 영양을 섭취해 건강을 되찾겠다는 취지는 약과 병원에만 의지하는 것보다 훨씬 건전하다.

　하지만 한 가지 유의할 점은, 식이요법의 경우 장기적으로 실천해 습관으로 안착해야 한다는 점에서 다양한 난관이 존재하며, 여러 면에서 반드시 그 효용성과 위험 또한 살피고 숙지해야 한다는 점이다.

　그렇다면 현대인의 식이요법이라는 1일 1식, 1일 2식, 1일 5식은 어떤 메커니즘으로 진행되며, 어떻게 해야 위험을 피해 갈 수 있는지도 살펴봐야 할 것이다.

1일 1식 & 1일 2식 & 1일 5식이란?

간헐적 단식 열풍을 일으킨 나구모 박사가 쓴 「1일 1식」의 원제는 '공복이 사람을 건강하게 한다' 는 것이다. 나구모 박사는 굶으면 장수유전자인 '시르투인(Sirtuin)' 이 활성화되어 세포의 소멸을 막을 수 있다고 주장한다. 배고픔의 신호인 꼬르륵 소리가 날 때까지 음식을 먹지 말아야 신체가 스스로 부족한 부분을 채워서 면역력이 강화된다는 것이다. 그의 설명에 의하면 우리가 건강하지 않는 이유는 배고픔을 느끼지도 않은데 습관적으로 기계처럼 음식물을 섭취하기 때문이라고 한다.

배고플 때만 먹자는 이 주장은 나쁜 것이 아니다. 문제는 현실성과 인체의 '항상성' 문제이다. 사실상 하루에 한 끼를 먹는다는 것은 현실적으로 실천하기 어렵다는 것이 다수의 의견이다. 인간의 배고픔은 아주 강한 본능이며, 먹지 못할 때 생기는 스트레스는 심신 상태를 공격해 평정심을 깨어버린다. 때문에 아무리 큰 결심을 했다 하더라도 하루에 한 끼만 먹게 될 경우 정작 그 한 끼 밥을 폭식하게 될 가능성이 높다.

인체의 '항상성'도 문제다. 20시간에 가까운 공복 상태를 지속하면 뇌는 우리 몸을 위기 상황으로 판단해 지방을 연소하려고 들지 않게 된다. 한 끼에 몰아 먹으면 세 끼로 나눠서 먹을 때보다 체중이 더 쉽게 불어나는 체질로 변하는 것도 이 때문이다.

한 예로, 요즘은 바쁜 생활에 쫓겨 의도치 않게 하루에 한 끼만 먹는 사람들이 적지 않다. 그런 이들은 한 끼를 먹는데도 살이 오히려 찌는 경험을 한다. 또한 공복 상태를 중요하게 여긴다는 점에서 하루에 한 끼를 먹느냐, 두 끼를 먹느냐 별 차이가 없다는 점에서 1일 2식도 같은 문제를 안고 있다.

또한 1일 5식을 하자는 주장도 살펴보자. 이는 조금씩 자주 먹는 식이요법으로 배가 고프지 않게 열량 섭취량이나 영양 성분의 균형을 맞추자는 주장이다. 한편 1일 1식이나 1일 2식은 반드시 운동할 필요가 없지만, 1일 5식은 운동이 전제조건이다. 자주 먹고 꾸준히 운동해야 하는 것이다. 특히 근육을 늘려야 한다. 근육이 늘면 늘수록 기초대사량이 늘어나 살이 잘 찌지 않는 체질로 바뀐다는 것이다. 그러나 하루에 다섯 끼를 먹는 것 역시 현실적으로 실천하기가 매우 어렵다. 먹는 양을 조절하기도 어렵지만, 식사와 간식의 구별이 모호해 식습관이 불규칙해진다는 문제점이 있다. 나아가 매일같이 운동을 해야 한다는 규칙은 좋지만, 이 또한 지키기가 쉽지 않다는 단점이 있다.

알고 있나요

시르투인(Sirtuin)은 뇌, 간, 신장 등 신체의 일부 조직에서 만들어지는 단백질 탈아세틸화효소(protein deacetylase)로, 노화 세포의 사멸을 억제하는 효과가 있는 것으로 알려져 있다. 2003년엔 적포도주, 땅콩 등 식물 식품에 들어 있는 레스베라트롤(resveratrol)이 시르투인의 생산을 증가시키는 것으로 밝혀졌으며, 지금까지 동물 실험에서는 영양분 균형은 유지한 채 정상치보다 적은 칼로리의 음식을 먹이면 장수한다는 결과가 잇따랐으며, 이 같은 '장수 효과'에는 시르투인이 작용하는 것으로 알려졌다. 미국 하버드대 의과대학의 하임 코언 박사는 2004년 6월 〈사이언스〉지를 통해 음식 섭취량을 줄였을 때 수명이 연장되는 이유는 시르투인을 만드는 유전자(SIRT1)의 활동이 증가하기 때문이라는 사실을 발표했다.

출처 시사상식사전, pmg 지식엔진연구소, 2013

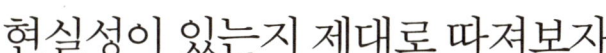

현실성이 있는지 제대로 따져보자

1일 1식, 1일 2식, 1일 5식은 이론적으로는 유효성이 있으며, 무리한 식이요법에 비해 식사를 꾸준히 할 수 있다는 이점을 가진다. 다만 중요한 것은 과연 이 식이요법들을 당장 시작할 만한 충분한 정보와 사전준비를 했는가이다.

엄밀히 말해 이 모든 식이요법이 강조하고 있는 것은 바로 '소식과 절식'이다. 현대 생활의 특징인 열량 과잉에서 벗어나 몸을 가뿐히 하자는 이야기이다. 그렇다면 소식은 왜 중요한 것일까?

이는 바로 인체를 녹슬게 하는 주된 요소인 활성산소와 큰 관련이 있다. 활성산소란 공기 중의 산소를 호흡하여 얻는 에너지의 잉여물을 말한다. 활성산소는 일정하게 생산되면 생명 에너지가 되지만, 과잉 생산되면 독성물질을 만들어 생체 조직을 공격하고 세포를 손상시켜 급기야 노화와 질병을 촉진한다.

이 활성산소의 발생 원인으로는 과식, 흡연, 스트레스, 식품첨가물 등이 있는데, 무엇보다 과식은 불필요한 활성산소의 생성을 다량 촉진한다. 즉 적게 먹을수록 활성산소가 덜 생성되기 때문에 세포가 손상될 가능성도 낮아진다.

때문에 소식을 하면 처음에는 기력이 빠지지만, 인체가 적응하면 장기적으로 심신의 활력을 되찾을 수 있다. 특히 비만인 사람들은 소식을 실천하면 몸이 가벼워지고 두뇌 활동이 왕성해지는 것을 실감할 수 있다. 거의 모든 식이요법에서 변하지 않는 원칙으로 준수되는 것이 바로 소식인 것도 이런 효능성 때문이다.

하지만 현실적으로 실천할 수 있는가의 문제에서 이 소식은 상당한 난관에 봉착할 가능성이 높다. 앞에서도 살펴보았듯이 1식과 2식, 5식의 경우 직장을 다니는 사람이나 바깥에서 일하는 이들이 과연 이를 온전히 유지할 수 있을까? 10명 중 9명은 얼마 안 가 주변 환경의 문제로 포기하거나, 만일 하더라도 폭식을 하게 될 가능성이 높다.

이외에도 질병을 앓고 있거나, 임산부이거나, 성장 시기에 있는 청소년 등 영양 결핍이 악영향을 미치는 이들에게도 제한된 식이요법이 오히려 좋지 않은 영향을 미칠 수 있다. 만일 1일 1식, 2식, 5식을 실천하고자 하며, 시작 전에 무엇을 준비해야 하는지 살펴보고자 한다면, 반드시 이어지는 내용을 유의해서 참고하도록 하자.

제**2**장

화제의 건강법,
"내가 해 봐서 아는데!"

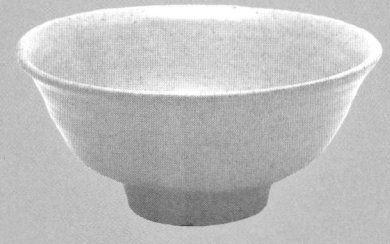

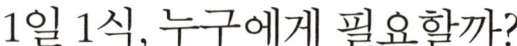

1일 1식, 누구에게 필요할까?

우리는 단백질 과잉의 시대, 열량 과잉의 시대에 살고 있다. 해로운 식품첨가물과 오염된 농수산물로 몸살을 앓고 있다. 이런 현대인에게 1일 1식은 식습관을 돌아보게 하는 중요한 계기임은 분명하다.

일본 나구모 요시노리 박사가 창안한 1일 1식 식이요법은 하루에 한 끼만 먹어 건강을 되찾자는 신종 식이요법으로 핵심은 '공복의 힘'에 있다. 나구모 박사는 16~20시간 이상 배고픈 상태를 유지하면 장수 유전자인 '시르투인'이 활성화되고 IGF-1 호르몬이 감소한다고 주장한다. 이 유전자는 배고픈 상태에서 세포가 노화하는 속도를 늦추고 당뇨병이나 암과 같은 병든 세포를 치유하며, 각종 질병을 예방하고 위와 장의 휴식으로 독소가 줄어 피부가 좋아지고 몸의 면역기능이 향상된다는 것이다.

이 식이요법은 끼니를 거르는 것이 건강에 좋지 않다는 일반적인 상식을 뒤집었다는 점에서 획기적이다. 음식 섭취를 줄임으로써 세포의 스트레스에 대한 저항력을 키우고, 오히려 세포 속의 미토콘드리아 기능을 정상화해서 질병을 호전시킬 수 있다는 것이다.

나구모 박사 스스로 이 식이요법을 증명해 보였는데, 그는 12년째 이 식습관을 유지하여 57세의 나이에도 20년은 젊어 보이는 외모를 자랑한다.

다만 1일 1식을 하려면 몇 가지 주의점이 필요하다. 그렇다면 이 1일 1식은 어떤 효과를 가지며, 동시에 어떤 문제점이 있는지도 살펴보자.

● 현실성이 없다

1일 1식을 위해선 균형 잡힌 식사를 해야 한다. 하루에 한 끼만 먹기 때문에 이 한 끼에 하루 필요한 모든 영양소를 섭취해야 하며, 식사 시간, 타인과의 교류 최소화 등등 다른 불편함 점 또한 감수해야 한다.

　물론 1일 1식은 먹을거리가 풍부해진 현대인에게 소식의 습관화가 얼마나 중요한지를 알려준다는 점에서 획기적이며, 평소 식사량의 30%만 줄여도 생명이 연장된다는 연구 결과도 있지만, 과연 하루 한 끼로 일상생활을 하면서 배고픔을 참을 수 있을지는 별개의 문제이다.

　1일 1식을 하는 사람들의 이야기를 들어보면, 그야말로 배고파 미칠 것 같다는 이야기가 많다. 종일 아무것도 손에 잡히지 않고 오로지 먹을 것만 생각난다는 이야기도 있다. 또한 식사 시간이 되면 먹고 싶은 충동에 득달같이 달려들게 된다.

　본인의 의지를 굳세게 해서 실시한다면 나구모 박사처럼 성공할 수 있을 것이다. 하지만 바쁜 현대인이 과연 평생을 그렇게 살 수 있을까를 가늠해 보면 이 식이요법의 현실성에 대해 고민해 봐야 한다는 점을 깨닫게 될 것이다.

● 안전한지 따져보자

　현대인은 배고픔의 신호를 느낄 새도 없이, 때가 되면 먹기에 급급해왔다. 이때 문제가 되는 것은 탄수화물과 지방의 과잉 섭취다. 이런 면에서 1일 1식은 탄수화물과 지방 섭취를 줄인다는 점에서는 괜찮지만, 동시에 단백질 섭취량도 줄어든다는 점을 간과한다.

실제로 한 끼만으로 필요한 단백질의 양을 맞추는 것은 불가능에 가깝다. 더구나 인체의 순환기, 호흡기 계통은 단백질로 구성되어 있으며, 이때 근육량이 손실되면 폐렴, 부정맥 등의 증상에 이르고 심하면 사망에 이를 수 있다.

무엇보다 식사를 제한하면 소비 에너지가 떨어지게 된다. 공복 시간이 길어지면 몸은 자신을 스스로 보호하려고 기초대사량을 낮추고 에너지 효율성을 높이는데, 그 결과 조금만 먹어도 쉽게 살이 찐다. 20시간 가까이 공복상태를 지속하면 우리의 뇌는 위기 상태가 되어 지방을 축적하려고 한다.

한 예로 일주일간 1일 1식을 감행할 경우 살이 빠지는 극적 효과를 볼 수는 있으나, 이때부터 인체는 서서히 지방을 축적하는 체질로 변하게 된다. 즉 1일 1식을 하려면 나구모 박사처럼 10년 이상 꾸준히 해야 하는데, 도중에 멈출 경우 몸이 지방을 축적하기 쉬운 상태로 변해 오히려 살이 찌기 쉬운 체질이 될 수 있다.

또한 건강에도 1일 1식이 큰 도움이 될지는 확증된 사실이 아니다. 1일 1식으로 원숭이 실험을 진행한 결과, 1일 1식으로 열량을 제한한 원숭이보다 균형 잡힌 식단으로 정상 식사를 한 원숭이가 건강과 수면 연장에 더 효과적이라는 연구보고가 나왔다. 다시 말해 1일 1식을 한 원숭이가 더 오래 살지는 않았다는 뜻이다.

● 이런 사람이 하면 몸을 망친다

인간은 식물처럼 햇빛을 받아 광합성을 하거나 뿌리를 밥그릇에 박아놓고 내내 흡수하며 살아가는 생명체가 아니다. 굳이 식물로 치자면, 인간은 살아서 걸어 다니고 자발적으로 먹고 마시는 식물이다. 배고픈 식이요법이 실패할 확률이 높은 것도 그런 이유에서이다. 배가 고프다는 것은 몸이 에너지를 섭취해야 한다는 신호인데 이것을 어기면 몸과 마음에 이상이 생긴다. 더구나 1일 1식은 IGF-1 호르몬의 생성을 감소시킴으로써 효과를 높인다고 설명하고 있다. 그렇다면 IGF-1 호르몬은 무엇인가?

IGF-1 호르몬은 간에서 만들어져 몸 전체의 성장을 담당한다. 즉 이 호르몬이 감소하면 노화를 방지하고 질병 예방 효과가 높아지는 대신 세포의 성장은 멈춰버린다. 특히 성장기 어린이나 청소년의 경우 IGF-1이 부족하면 발육성장에 문제를 일으킨다.

나아가 1일 1식은 '초절식' 이라는 극단적 처방에 속한다. 그 만큼 무리가 많다. 즉 건강한 사람이라면 몰라도 몸이 아플 때 1일 1식을 할 경우 오히려 건강을 해치기 쉽다. 특히 노인이나 고혈압, 당뇨 등과 같은 만성질환을 앓고 있는 사람들은 절대 1일 1식을 해서는 안 된다. 또한, 확실하게 챙겨 먹어야 한다. 당뇨환자가 간헐적 단식을 하면 인슐린의 수치가 낮아진다고 하지만 자칫 부작용이 있어 저혈당에 빠질 위험성도 매우 크다.

특히 임신을 준비하는 남성이나 여성의 경우 단식이 길어지면 생식 능력이 저하되는데, 이는 여러 동물 실험을 통해서도 입증된 내용이다. 한 실험에서 동물들을 굶겼더니 처음에는 활동량이 증가했다. 불안해하며 먹이를 찾으러 돌아다녔기 때문이다. 그러다가 에너지 소모를 최소화하기 시작했으며, 체온이 떨어지고 무기력증이 나타났다. 살이 빠지고 체구가 작아졌으며 근육이 눈에 띄게 줄기 시작했다. 번식이 힘들어졌으며 성적 욕구도 감퇴하였다. 영양분이 부족하므로 자손을 생산하고 양육하는 일이 불가능해졌기 때문이다.

그렇다면 1일 1식은 누가 하는 게 좋을까? 바로 30대 이후의 남성과 폐경을 거친 여성이다. 부신피질호르몬 저하로 몸이 잘 부어 살이 쉽게 찌는 체질인 소음인은 위장 기능이 약해서 1일 1식이 잘 맞을 수 있다. 나구모 박사도 사상체질로 보면 소음인에 속한다.

또한 고단백, 고지방을 즐기는 태음인처럼 소화기가 왕성하면서 비만인데다 그 때문에 성인병이 생긴 사람들도 소식, 나아가 1일 1식의 절식을 권해볼 수는 있다. 하지만 인간은 다른 동물과 달리 변수가 많다. 정확한 식이요법 효과를 알려면 대조군을 만들어 여러 차례 임상연구를 해봐야 함에도 대부분의 식이요법은 이런 임상 결과를 전혀 가지고 있지 못하다.

한편 1일 1식과 같은 식이요법이 대중들에게 인기를 끄는 이유도 살펴봐야 한다. 이는 현대에 이르러 만연한 생활습관 병의 결과이며, 생활습관 병은 결국 넘치도록 많아서 생긴 병이다.

과유불급이라는 말이 있다. 지나친 것은 부족한 것과 같다는 말이다. 줄일 수 있으면 줄이되, 줄이는 데 있어서 너무 줄인 것은 아닌지 잘 따져보고 무리수를 두지 말아야 하겠다.

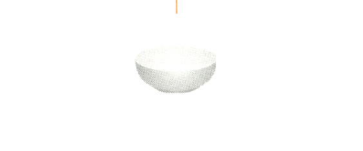

1일 2식, 누구에게 필요할까?

현대의 영양학에서는 균형 잡힌 세 끼를 강조한다. 특히 잡곡밥과 녹색 채소, 신선한 과일과 적당한 양의 단백질로 이루어진 식단으로 소식하기를 권한다.

하지만 1970년대 이후, 생활수준이 높아지면서 하루 권장량이 실제로 필요한 양을 넘어서며 오히려 열량 과잉 상태가 되었고, 이로 인해 질병이 점차 늘고 있다. 1일 1식과 더불어 1일 2식도 이 같은 과유불급을 개선하기 위한 한 방법으로 등장한 셈이다. 그렇다면 1일 2식은 어떤 이에게 적합하고 어떤 주의 점이 있는지 살펴봐야 한다.

● 영양 과잉을 개선하기 위해

1일 2식은 하루에 두 끼를 먹는 것, 정확히 말하면 아침을 거르는 식사법이다. 아침을 먹지 않아도 뇌에 사용될 에너지는 충분하며, 아침을 거를수록 머리가 더 맑아진다는 것이다.

실제로 전날 밤 야식까지 먹고 속이 더부룩한데 그저 규칙을 지킨다면 아침을 먹으면 오히려 건강에 해가 된다. 배가 고프지도 않은데도 식사 때 의무처럼 밥을 먹는 동물은 인간밖에 없다. 전날 저녁 식사 시간에서 18시간 이상이 지난 후 점심을 먹는 것을 권한다.

또한 1일 2식이 아침을 거르는 것을 추천하는 이유는 두 가지이다. 첫째는 저녁의 경우 회식이나 모임이 있어 대부분 실행이 어렵다고 보기 때문이다. 둘째는 아침에 아무것도 먹지 않으면 모틸린 호르몬 분비가 촉진되어 장의 연동운동을 활성화해 장 청소와 배설이 원활해지기 때문이다.

다소 복잡하게 설명했지만, 결국 1일 2식의 핵심도 1일 1식과 마찬가지로 소식하고 육식 섭취를 줄이자는 것이며, 이는 모든 식이요법에서 공통으로 주장하는 바다. 특히 1일 2식을 할 때는 현미 채식을 기본으로 고기나 달걀, 기름기를 적극 삼가고 채소와 콩, 생선을 적극 섭취하는 것을 권한다. 채소는 날것이 좋으며, 생선은 머리에서 꼬리까지 전부 먹어야 한다.

식탐에서 벗어나지 못하는 현대인들에게 1일 1식과 1일 2식은 획기적인 변화를 추구하는 중요한 모멘텀임은 분명하다. 실행하건 그렇지 않건 이 식사법에 대한 이야기를 들었다면, 한 번쯤은 자신의 식습관을 돌이켜봐야 할 시점이다.

다만 1일 2식도 세부적으로 들어가면 몇 가지 난관들을 가지는데, 연이어 살펴보도록 하자.

● 1일 2식 문제점이 많다

아침을 먹던 사람이 갑자기 단식할 때 가장 흔히 나타나는 부작용 중의 하나가 속쓰림과 위경련 등의 위장 장애다. 1일 3식에 길들여진 위장은 식사 때가 되면 미리 음식을 소화할 준비를 시작한다. 위산과 소화액을 분비하고 음식을 기다리는 것이다. 그런데 음식이 들어오지 않으면 이 분비된 위산과 소화액은 위벽에 그대로 남아 속쓰림과 같은 통증을 일으킨다.

어떤 식이요법이건 몸에 익숙하게 하려면 '평생' 해야 한다. 하다가 멈추고, 다시 시작하는 일을 반복하게 되면 결국 애꿎은 위장만 고통스러워진다. 특히 아침 식사를 거르라는 1일 2식의 주장에도 의심

스러운 부분은 있다. 1일 2식에서는 아침을 거르면 두뇌가 맑아져 일과 학습에 능률이 오른다고 말하고 있는데, 실제 적용 결과는 그 반대이기 때문이다.

아침 식사의 중요성이 한창 미디어에서 유행이었을 때, 민족사관고등학교의 기숙사에서 이와 관련된 실험을 실시한 바 있다. 청소년들에게 아침 식사를 제공했더니 집중력이 좋아지고 체중이 줄었다는 실험결과가 나온 것이다. 게다가 식단도 간단하게 먹은 게 아니라 오히려 고단백 음식과 비타민과 미네랄이 충분한 채소와 과일을 먹었다.

미국 초등학생을 대상으로 한 연구에서도 마찬가지 결과를 얻었다. 아침 식사를 꾸준히 한 학생이 식사를 거른 학생보다 비만 비율이 낮았으며 수업에 집중력이 높았다.

아침은 하루 중 가장 중요한 시간대다. 하루 활동을 시작하는 시간이자, 하루 세끼 중에서 몸에 필요한 열량과 영양소를 공급받아 몸에 잘 흡수되는 끼니가 아침 식사다. 그런데 아침 식사를 거르면, 전날 밤부터 다음날 점심까지 긴 공복 기간을 거치고, 이로 인해 포도당만을 주요 에너지원으로 편식하는 뇌의 활동이 무기력해진다.

물론 자신에게 잘 맞는다는 판단이 들면 1식이나 2식도 괜찮을지 모른다. 하지만 개인의 체질상, 생화학적 특성상 이런 방법이 맞는 사람이 있는 반면, 호르몬이나 에너지 대사 자체가 세 끼 식사에 맞춰진 사람이 대부분이다. 이 경우 무리하게 1식과 2식을 고집하면 오히려 저혈당으로 인한 근육 소실로 노화가 빨리 올 수 있다.

● 1일 2식은 누구에게 맞는가?

1일 2식 식사법은 개인의 건강 상태나 소화 상태에 따라 꾸준히 실천하면 큰 도움을 볼 수 있는데, 특히 과식과 폭식이 습관으로 자리 잡아 비만이나 대사증후군을 앓고 있거나, 식탐을 억누를 필요가 있는 사람들, 현실적으로 꾸준히 운동할 여건이 안 돼 식이요법만으로 살을 빼고 싶은 이들, 절제력이 강한 사람들, 특별히 과로에 시달리지 않는 생활방식을 가진 사람들이라면 꾸준히 시도해도 좋을 것이다.

문헌에 의하면, 세계 3대 성인이라 일컫는 석가모니, 예수, 마호메트도 1일 2식 식사법을 즐겼다고 한다. 식사량은 매 끼 같았고, 다만 요즘의 1일 2식과 달리 아침이 아니라 점심을 걸렀다. 그렇다면 이들은 왜 점심식사를 걸렀을까?

하루를 나누는 말은 아침, 낮, 저녁, 밤, 새벽이다. 하루 세 끼 식사를 말할 때도 아침 식사, 점심 식사, 저녁 식사라고 한다. 그런데 엄밀히 말하면 여기서 '점심 식사'라는 말은 '점심'으로 써야 맞다. 점심이라는 단어에 이미 '아침과 저녁 사이 즉, 낮에 끼니로 먹는 음식' 이라는 뜻이 포함되어 있기 때문이다.

점심이라는 말은 중국에서는 아침과 저녁 사이에 먹는 간단한 식사를 일컫는 말이었다. 1일 2식을 하던 중국은 점을 찍듯 가볍게 조금만 먹는다는 의미로 점심을 먹었다. 불교에서는 점심을 '배고플 때 조금만 먹는 음식'으로 마음을 점검한다는 뜻으로 썼다.

예부터 동양에서는 아침은 왕처럼, 점심은 평민처럼, 저녁은 거지처럼 먹었다. 반대로 서양은 아침은 간단히, 점심은 차나 다과로, 저녁은 만찬으로 푸짐하게 먹었다. 공통점은 동서양 모두가 점심을 가볍게 먹었다는 점이다. 이렇게 점심은 점을 찍듯 가볍게 먹는 음식이라는 뜻이 담겨 있다.

● 1일 2식을 하면 안 되는 사람은?

성장기 어린이와 수험생, 임산부는 1일 2식을 피해야 한다. 끼니를 거르면 몸 안의 영양소가 저장되기보다는 인체 시스템을 복구하는 데 사용되어 성장에 문제가 생긴다.

특히, 기초 대사량이 많은 사람도 1일 2식이 맞지 않다. 저체중인 사람도 역시 피해야 한다.

나아가 1일 2식 식이요법은 암과 심근경색, 뇌경색, 만성 신장염, 신부전증 등과 같은 질병이 있는 사람에게도 위험하다. 한 끼만 굶어도 위가 거북하거나, 무기력감을 느낀다면 실행하지 않는 것이 좋다. 위하수가 있거나 부정맥과 심장 두근거림이 있을 때에도 단식은 위험하다.

술과 담배를 즐기거나 운동량이 많은 사람에게도 1일 2식은 해롭다. 해독에 필요한 영양소가 절대적으로 부족해져 체내 면역력이 급격히 떨어진다. 활동량이 많은 사람도 피로 회복을 위해 필요한 영양소의 섭취가 부족해지면 만성피로에서 벗어나기가 어려워지므로 1일 2식을 피해야 한다.

소식이 건강과 장수의 비결이라는 것에는 전문가들 대부분이 찬성한다. 하지만 공복이 길어지면 득이 된다거나 실이 된다거나 하는 의견은 현재에도 분분하다. 따라서 아직까지 명확히 밝혀지지 않은 공복의 효과를 무조건 신뢰하기보다는, 최대한 무리 없이 적절히 공복을 유지할 수 있는 소식 위주의 식사법이 더 현실적이라고 할 수 있을 것이다.

1일 5식, 정말 믿을 수 있나요?

하루 한 끼 식사가 건강하게 사는 비결이라는 1일 1식, 아침을 굶어 배변 활동에 중점을 둬야 한다는 1일 2식, 그리고 하루에 5끼를 제안하는 1일 5식…. 모두가 소식을 바탕으로 과식을 막아 몸의 산화를 방지하는 식사법으로 1일 5식은 어떻게 활용할 수 있을 지 좀 더 자세히 살펴보자.

● **왜 1일 5식인가**

대부분 고도비만인 사람들의 공통점이 있다면 한 끼만 먹는다는 것이다. 앞서 우리는 지나친 절식이 살이 잘 찌는 체질을 유도한다는 점을 살펴보았다. 즉 같은 양을 세 끼로 나눠 먹는 것보다 한 끼에 몰아 먹으면 체중이 더 쉽게 증가한다.

실제로 시대를 풍미했던 수많은 초절식 식이요법들을 보라. 모두가 부작용만 남기고 자취를 감췄다. 남은 방법은 언제나 그래왔듯이 하루 정해진 끼를 골고루 먹는 식사법이다.

1일 5식은 그런 의미에서 1식 3끼와 가장 근접하다. 이 식사법은 하루에 5번 식사하되 평소 먹는 양의 3분의 1만 먹는 것이 주요 골자이다. 평소 아침, 점심, 저녁 식사 외에 아침과 점심 사이에 한 번, 점심과 저녁 사이에 한 번 이렇게 5번 먹으면 된다. 주의할 점은 포만감이 70% 정도 됐다고 느낄 때 식사를 멈춰야 한다.

1일 5식의 장점은 무리하게 공복을 유지할 필요가 없어 위장에 무리가 가지 않는다는 점 외에, 활성산소를 줄여 준다는 점에 있다. 잘 알려져 있다시피 과식은 노화와 질병을 불러오는 활성산소를 일으킨다. 한 번에 많은 양을 먹으면 미토콘드리아에서 과다하게 들어온 영양소를 처리하고자 더 많은 활성산소를 배출하기 때문이다. 반면 음식을 조금씩 나눠 먹으면 활성산소가 줄어들어 신진대사가 정상화된다.

이 식사법에서 가장 중요한 것은 5번을 먹는 대신 열량을 낮추는 것이다. 1일 5식을 하면 자주 먹는 대신 조금씩 먹기 때문에 혈당이 일정 수준 이상으로 올라가지 않아 지방으로 축적되지 않지만, 그래도 가능하면 GI 수치가 낮은 음식 위주로 먹어야 한다. GI 수치란 탄수화물이 몸 안에서 당으로 바뀌어 피 속으로 들어가는 속도를 나타내는 것으로, 이 수치가 60이하면 낮은 편으로 분류된다. 대략적인 기준으로 보면 설탕 등이 100에 가깝고 채소나 과일 등은 낮다. 즉 설탕, 액상 과당, 트랜스지방, 흰쌀이나 백밀가루와 같이 정제된 탄수화물의 섭취를 금하고, 대신 정제하지 않은 곡류와 기름기 없는 살코기, 신선한 채소류를 충분히 섭취해야 한다.

● 1일 1식, 1일 2식보다 현실적인 이유는

끼니를 거르는 식이요법은 기본적으로 영양적 측면에 문제가 있다. 끼니를 거르면 인체에 필요한 영양소를 효과적으로 얻기 어렵기 때문이다. 특히 1일 1식과 같은 극단적인 식이요법은 단백질이나 비타민 같은 영양소가 부족해지기 쉽다. 애써 단백질을 섭취해도 섭취 열량이 지나치게 제한되면 이것이 에너지원으로 쓰여 근육량이 손실되는 등 단백질 부족 현상이 일어난다.

또한 해독하는 데 필수 요소인 비타민의 양 또한 채우기 어렵다. 한 예로 비타민은 작은 샐러드 접시로 하루 세 그릇의 채소를 먹어야 권장량을 채울 수 있는데, 한 끼에 그만큼을 먹기는 어려울뿐더러 억지로 먹는다 해도 일정량 이상이 소변으로 배설된다.

하지만 체내 독소를 해독하는 역할을 하는 비타민과 미네랄 등의 영양소를 충분히 섭취하지 못하면 지방세포에 축적된 독소를 배출할 수 없다. 적게 먹으면 살이 빠질 것 같지만, 실상 실패할 확률이 높다. 배고픔을 참아야 한다는 전제가 붙는데 실제로 많은 사람은 허기를 잘 참지 못한다.

즉 하루에 다섯 번에 걸쳐 조금씩 나눠 먹는 1일 5식의 경우, 지나친 배고픔을 겪지 않아도 되고 영양 손실이 없다는 점에서 긍정적이고 현실적일 수 있다.

● 시작해야 할 사람과 피할 사람은

1일 5식은 하루에 다섯 끼를 조금씩 나눠 먹음으로써 공복감을 달래고 영양소를 고르게 섭취할 수 있다. 즉, 이 방법은 배가 고프지 않게 하면서도, 체지방이 축적되지 않도록 열량 섭취량이나 영양 성분 균형을 맞추고 있다. 단 이 식이요법은 100일간 꾸준히 실천해서 체질 자체를 바꿔야 하는데 그 과정은 다음과 같다.

에너지 중에 '음식 유발성 발열'이라는 에너지가 있다. 음식 유발성 발열은 기초대사량, 활동대사량 다음으로 우리 몸의 에너지 소비량을 결정하는 요소로, 음식을 소화하고, 분해하고, 흡수하는 과정에서 소비되는 에너지다. 이 에너지가 증가할수록 몸이 쓰는 에너지도 많아지는데, 하루에 다섯 번을 먹으면 이 에너지가 증가하게 된다. 또한 공복감도 없고, 음식을 극도로 제한해야만 스트레스가 줄어 폭식을 예방할 수 있다. 즉, 1일 5식은 소식의 장점과 몸 속 혈당치를 일정하게 유지할 수 있는 식이요법이다.

다만, 이 다섯 끼를 평소처럼 마음 놓고 먹었다가는 비만으로 직행할 수 있다. 하루 다섯 번을 나눠 먹을 때는 비율을 잘 조절해야 한다.

정해진 시간과 균형 잡힌 식단으로 식사해야 효과를 볼 수 있다. 그런 면에서 1일 5식은 은근히 까다로운 식이요법이라고 볼 수 있다.

또 하나, 1일 5식과 1일 1식 · 1일 2식의 차이점은 운동의 여부다. 1일 5식은 운동하면서 근육 형성에 필요한 영양소를 섭취함으로써 근육을 적절히 유지하거나 늘리는 데 초점을 맞춘다. 이 식사법은 근육을 만들기 위해 운동 전후에 식사하고, 지방을 연소시킬 때는 공복 상태에서 운동할 것을 권한다. 근육이 늘면 기초대사량이 늘어나 살이 잘 찌지 않는 체질로 변할 수 있다. 형성된 근육은 주변의 지방을 연소시키는 데 이바지한다.

 나아가 1일 5식은 하루에 다섯 끼를 소식한다는 점에는 변함이 없다. 만약 하루 다섯 끼를 식욕에 따라 먹는다면 효과가 없으며 마지막 식사는 잠들기 6시간 전에 끝내야 한다.

 이 식사법을 시작해야 할 만한 대상은 음식 유발성 발열이 높은 남자, 폭식 습관이 있고 활동량이 많은 사람 등이다. 하지만 생활주기가 불규칙적이며, 빨리 먹어서 포만감을 느끼지 못해 폭식할 우려가 있는 사람은 피해야 한다.

 무엇보다 먹는 양을 줄일수록 에너지 섭취량 또한 줄어들 것 같지만, 그렇지는 않다. 우리 몸은 섭취하는 양이 줄어들면 스스로 에너지 소비량을 줄여 생존을 유지하는 능력이 있다. 적게 벌면서 적게 쓰는 현명한 소비자처럼 말이다. 재난 현장에서 몇 날 며칠을 아무것도 먹지 않고 살아남은 사람들도 그런 생존 유지 능력 덕에 목숨을 건진 셈이다.

 즉 체중을 감량하라는 것은 열량을 줄이라는 것이지, 양이나 횟수를 줄이라는 의미가 아니다. 오히려 열량 적은 음식을 배불리 충분하게 먹는 것이 지혜로운 다이어트다. 또한 어떤 식이요법이든 간에 따라 운동을 병행해야 하는 수고로움이 따른다.

 즉 어느 한 가지 방식만 고집할 것이 아니라, 각 식이요법들의 장단

점을 고려한 절충안을 찾아 적용해 보는 것도 좋을 것 같다. 무엇보다 중요한 것은 비록 어느 한 방식에 단점이 있을지라도 각자의 상황에 맞게 한번 실행해 보는 것이다. 이는 식습관을 개선하려고 아무 노력도 하지 않는 것보다는 훨씬 낫다.

제3장

식이요법에 대한 논리
"무조건 내 말이 맞는다니까!"

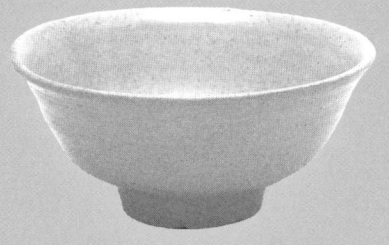

식이요법을 하면 아름다워진다?

미의 기준은 시대에 따라 변해왔다. 동서양을 막론하고 과거에는 통통한 몸매와 곡선을 중시했다. 서양의 명화나 동양화에서 미인들을 보면 다들 둥글고 통통한 이미지다.

오늘날에 이르러 아름다운 몸매의 기준이 마른 체형으로 변했는데, 이는 의류업체와 대중매체에서 그 기준을 통통함에서 깡마름으로 바꾼 결과이다.

여성의 미의 기준은 여성 특유의 부드럽고 우아한 곡선에 있다. 다소 마르고 각진 체형은 현대에 와서 만들어진 기준으로 가뿐해 보일지는 몰라도 골다공증의 위험인자를 갖고 있다. 과도하게 체중을 줄이면서 뼈 재료가 되는 칼슘과 단백질의 영양 섭취가 부족해 뼈에 듬성듬성 구멍이 생기고 관절에도 악영향을 미친다. 또한 호르몬의 기능을 저하해 무월경이나 생리불순, 불임을 발생시키고 장기적으로는 노화의 진행을 가속화한다. 근육의 양이 줄어들어 근력이 저하되면 퇴행성 관절염에 걸릴 위험성도 더욱 높아진다.

한국인 10명 중 절반은 자신이 뚱뚱하다고 생각한다. 실제로는 정상 체중인데도 좀 더 날씬해지기를 바란다. 건강을 둘째 치고 마른 몸매를 가지고 싶다는 집착이 잘못된 식이요법을 반복적으로 행하게 하고 있다.

흔히 식이요법은 '다이어트'를 떠올리게 한다. 하지만 다이어트는 흔히 알려져 있듯이 살 빼는 것만을 의미하지 않는다. 다이어트(diet)란 그리스어 'Diata'에서 유래한 말로 '건강한 삶을 위해 살아가는 동안의 평생 습관' 이라는 뜻이다. 결코 '한 방'에 끝나는 '효과 빠른' 다이어트는 이 지구상에는 없다는 사실을 되새겨야 하며, 결국 체중 감소 프로젝트는 장기간에 걸쳐 이루어져야 한다는 점을 기억해야 한다.

True or False

식이요법을 하면 아름다워진다? ------ 거짓

지나친 식이요법을 무분별하게 따라하면 건강을 해칠 뿐만 아니라, 단기간에 빠른 효과를 주는 식이요법은 이 세상에 존재하지 않는다.

아침을 거르면 살이 빠진다?

 어떤 이들은 아침을 거르면 건강해지고 살도 뺄 수 있다고 주장한다. 아침을 걸러 18시간 이상의 공복 상태를 유지하면 위장이 휴식을 취해 신체 기관이 활성화되고 장수와 건강으로 이어진다는 것이다. 더구나 현대인은 저녁에 가족 모임이나 회식 등으로 저녁에는 충분히 먹을 수밖에 없으니 위장과 신체 기관을 잠시 비워두는 데 가능한 시간은 아침뿐이라고도 한다. 그렇다면 이는 정말 건강상으로도 유익한 방법일까?
 앞서 살펴보았듯 동양의 식습관 원칙 중에 하나가 '아침은 왕처럼,

점심은 평민처럼, 저녁은 거지처럼 먹으라' 이다. 아침 식사야말로 세 끼 중에 가장 중요한 끼니라는 말이다. 아침을 거르거나 먹지 않으면 점심 전까지 공복 시간이 길어 고열량 간식을 섭취하거나 점심을 폭식한다. 그러면 저녁 먹는 시간도 늦어지니 건강에 해롭다. 게다가 포도당만을 연료로 쓰는 편식쟁이 뇌가 자꾸 폭식을 부추긴다.

사람은 오랫동안 하루 세 끼에 적응해 왔다. 실제로 미국에서 수년간 조사 결과, 아침 식사를 거른 아이들은 규칙적으로 아침을 먹는 아이들보다 몸무게가 2~3kg 정도 더 나가고 학업성취도도 떨어졌다.

한 연구에 따르면 수면에서 깨어나 처음 먹는 식사가 하루의 신진대사 패턴을 좌우한다는 것을 보여주고 있다. 이 연구에서는 아침 식사로 탄수화물만 섭취하는 것보다는 지방과 단백질을 골고루 섭취할 필요가 있다고 말한다. 아침에 다소나마 기름진 음식을 먹으면 그날은 지방 대사가 효율적으로 작동하되, 밥이나 빵과 같은 탄수화물 음식만 먹게 되면 탄수화물 위주로 대사가 이루어져 오후에 기름진 음식을 먹어도 그 지방을 효율적으로 활용하지 못하고 축적될 확률이 높다는 것이다.

즉 아침부터 기름진 것을 먹는 것을 이상하다고 생각하는 편견에서 벗어나 다른 끼니에 비해 좀 더 자유롭고 편하게 식단을 꾸려 봐도 좋을 것이다. 이렇게 만족스럽게 잘 차려먹은 아침 식사는 점심과 저녁 식사 때의 과식을 막고, 한 끼 식사보다 열량이 더 높은 간식을 줄이고 자고 있던 신진대사를 깨우는 힘이 된다.

특히, 체중을 줄이겠다고 아침을 거르거나, 입맛이 없고 바쁘고, 더 자고 싶다는 이유로 아침을 거르면 오히려 비만을 부추긴다는 사실을 기억하자.

또한 먹더라도 탄수화물 위주로 먹지 말고 과일이나 샐러드, 우유 등으로 필요한 영양을 공급하고 공복감을 없애 줘야 신체가 제대로 기능할 수 있다.

True or False

아침을 거르면 살이 빠진다? ──── 거짓
아침을 거르면 쉽게 살이 찐다. 오히려 아침에 단백질이 풍부한 식단으로 차려 먹으면 하루 종일 포만감을 주며 과식을 예방한다.

대장 속에 숙변이 쌓여 있다?

적지 않은 사람들이 변비가 생기면 대장 속 숙변이 쌓여 온몸에 해로운 독소를 퍼트린다고 믿는다. 한 예로 섬유질이 부족한 인스턴트 식품을 자주 먹으면 대장 속 음식물이 완전히 분해되어 배출되지 못하고 노폐물로 점차 쌓인다고 말한다.

또한 운동이 부족하거나 변비가 있는 사람도 숙변이 많고, 이것이 장 연동 운동에 지장을 주어 아랫배가 늘 불편하므로 정기적인 치료와 청소가 필요하다고 여긴다.

실로 일본의 고다 미츠오 박사는 변비가 생기는 이유를 도로가 혼잡하여 차량이 밀리는 것처럼 매일 과식하면서 처리되지 않은 음식 찌꺼기가 쌓인 탓이라고 말한다. 소화되지 않은 음식물이 밀려 나오지 못하면, 장관이 이를 수용하기 위해 옆으로 부풀거나 길게 늘어지면서 심하면 협착이나 염증이 생기게 된다.

버나드 젠센 박사는 숙변의 원인을 현대사회의 스트레스와 가공 음식으로 본다. 스트레스를 받는 상황에서 섬유질이 부족하고 메마른 음식을 먹으니 음식이 장벽에 달라붙어 잘 통과하지 못한다는 것이다. 이렇게 변이 정체되면 장 내에서 발효와 부패 과정을 거치며 각종 유독가스와 유해산소, 발암물질이 발생하며, 이 독소가 혈액 속으로 유입되며 혈액이 산성화되어 각종 질환을 일으킨다.

하지만 현재 의료계의 의견에 의하면 숙변은 사실상 존재하지 않는다는 데 모아지고 있다. 대장은 주름 하나 없이 매끄러운 장기이다. 또한 장 내 점막도 미끈미끈한 점액질로 덮여 계속 분비물이 나오므로 대변이 남아 있기가 원천적으로 어려우며, 꿈틀거리며 장내 내용물을 항문 쪽으로 이동시키는 연동운동 때문에 사실상 숙변이 쌓일 곳이 없다는 것이다.

실제로 어떤 이들은 대장내시경을 하면서 의사에게 숙변이 있으면 제거해 달라고 요청한다고 하는데, 의사들은 하루에도 몇 번씩, 수년간 대장검사를 해왔음에도 숙변을 발견한 적 없다고 말한다.

또한 며칠씩 굶었는데도 변이 나오는 것을 보고 숙변이라고 말하는 이들이 있지만, 이 또한 이유가 있다. 인체가 음식물을 섭취하여 완전히 배설하기까지는 72시간이라는 긴 시간이 필요하다. 또한 대변은 음식물만을 포함하는 것이 아니다. 대변의 70% 이상은 수분, 나머지는 식이섬유와 지방질에서 생기는 음식물 가스, 장 내 세포와 장벽에서 떨어져 나온 세포다. 즉 음식물을 섭취하지 않아도 음식물을 제외한 찌꺼기가 배변 활동을 통해 배출되는 것이다.

나아가 변비가 생기면 음식물이 장 속에서 부패하면서 해로운 독소를 배출해 대장암 발병 원인이 된다는 이야기도 있다. 그러나 통계적으로 변비와 대장암은 아무 관련이 없으며 설사를 자주 하는 사람, 변비가 심한 사람, 정상적으로 변을 보는 사람과 비교해 봐도 대장암에 걸릴 위험도는 거의 비슷하다.

만일 변비로 인한 숙변을 걱정한다면, 이제 숙변이 아닌 변비 자체를 해결하려고 노력해야 한다. 규칙적인 배변 습관을 가지고, 평소에 곡류나 과일, 채소 등 섬유질이 많은 음식을 섭취하면 좋다. 특히 아침 식사는 꼭 해야 하는데, 아침에 위로 음식물이 들어와 자극이 되면 변이 직장으로 이동하고 배변을 하려는 반사 행위가 이루어지기 때문이다. 아침 식사를 잘 챙겨 먹고 정해진 시간에 배변을 보려고 노력하면 하루가 가뿐해질 것이다.

True or False

대장 속에 숙변이 쌓여 있다? ─── 거짓
대장은 매끄러운 장기로 숙변이 숨어 있을 틈새가 없다.

운동할 때는 물을 많이 마셔야 한다?

 인체는 체중의 60%가 수분이다. 체내 단백질과 지질은 절반가량 잃어도 생명을 유지할 수 있지만, 수분은 10%만 잃어도 사망에 이를 수 있다.
 수분 섭취량과 배설량은 항상 일정한 균형 상태를 유지한다. 수분의 하루 소모량은 2~3L에 달하며, 대소변으로 1.5L, 호흡이나 발열로 0.5L, 땀·눈물·침 등으로 0.5L를 배출한다. 인체에 필요한 수분 양은 기온이나 체질, 활동하는 양에 따라 달라지며 보통 하루에 2~3L가 적합하다. 이 중에 1.5L는 식사 때 섭취 가능하며, 이중에 체내에서 대사과정으로 재흡수되는 양은 0.3L다.

어떤 이들은 커피나 녹차 등을 마시면 수분이 섭취된다고 여기지만 커피와 차는 카페인으로 인한 이뇨 작용을 부추겨 오히려 수분을 배출하도록 만든다. 이외에도 환경이나 식습관 문제로 적잖은 현대인들이 만성 탈수 증상을 보이고 있다. 따라서 의식적으로 물을 하루 평균 8잔 정도를 보충해야 한다.

문제는 우리나라 사람들이 섭취하는 수분 양이 이보다 훨씬 적은 필요량의 70%에 불과하다는 점이다. 특히 나이가 들수록 체내 수분이 잘 고갈되는 만큼 수분 섭취에 신경을 써야 한다. 어떤 이들은 갈증이 날 때만 물을 마신다고 하는데, 인체는 수분이 2% 부족해질 때까지는 갈증을 잘 느끼지 못한다. 현대인 대부분이 만성 탈수증을 겪는 것도 이 때문이다.

체내에 수분이 부족하면 변비가 생기거나 쉽게 피로가 누적되고 비만이 되기 쉽다. 피로를 회복하려면 체내 노폐물이 원활하게 배출되어야 하는데, 수분이 부족하면 배출되지 못한 독소가 쌓여 부종을 유발한다. 만성 탈수증은 갈증을 배고픔과 혼동해 음식을 더 먹게 만들어 비만의 원인이 된다.

한편 물만 마셔도 살이 찐다는 말이 있는데, 물은 열량이 0kcal이며 신진대사의 기능을 돕지만 몸에 축적되지는 않는다. 따라서 물만 마서도 살이 찐다는 말은 거짓이다. 실로 다이어트에 성공한 사람들은 하나같이 물을 많이 마시는 것을 비법 중 하나로 꼽는다. 충분한 수분 섭취는 갈증을 미리 없애 식욕을 조절하고 대사량을 증진하며 포만감을 주기 때문이다. 나아가 운동할 때 수분을 적당히 섭취하는 것도 상식이다. 하지만 정확히 언제 물을 마셔야 하는가에 대해서는 의견이 분분하다. 흔히 운동하다 갈증이 느껴지기 전에 마셔야 탈수를 막을 수 있다고 말하지만, 여러 연구 결과를 보면 갈증을 느낄 때 마시는 게 가장 좋다.

실제로 2002년 보스턴 마라톤 대회에 참가한 20대 여성 마라토너는 마라톤을 하던 중 저나트륨혈증으로 사망했다. 저나트륨혈증이란 체내 수분이 많아지면서 혈액 속의 나트륨 농도가 옅어지는 증상을 말한다. 뇌세포 안으로 수분이 이동하게 되면 전체적으로 뇌가 붓게 된다. 가벼운 증상으로는 두통, 구역질 등이 나타나고, 심하면 정신 이상, 의식 장애, 간질 발작 등이 나타날 수 있으며 아주 심한 경우 사망에 이를 수도 있다.

마라톤 대회에서 이런 상황이 일어난 이유는 지나친 수분 보충 때문이었다. 보스턴 마라톤 대회 때는 1마일(1.6km)마다 식수대가 있었다. 마라톤 참가자들은 잦은 식수대를 지나면서 갈증이 대비해 수분을 과다하게 섭취했다. 그 결과 참가자의 13%가 과다 수분 섭취로 전해질에 불균형 현상이 일어나고, 한 명이 저나트륨혈증으로 사망한 것이다.

저나트륨혈증을 예방하려면 운동 전에 미리 한두 잔 정도의 수분을 섭취하고, 운동 중에는 시간당 1L 이상의 물을 마시지 않아야 한다. 마실 때는 한번에 마시지 말고 몇 번에 걸쳐 나눠 마시며, 물 대신 스포츠 이온음료를 마시는 것도 한 방법이다. 스포츠음료에는 0.1~0.2% 정도의 나트륨과 탄수화물이 들어 있어 탄수화물이 나트륨의 흡수를 돕는다.

True or False

운동할 때는 물을 많이 마셔라? ------ 거짓
운동 중에 땀을 많이 흘릴수록 물을 많이 마시는 경향이 있는데, 물 대신 스포츠 이온음료가 좋으며 지나친 수분 섭취는 건강을 크게 해친다.

하루에 물을 2리터씩 마셔라?

앞서도 말했듯이 충분한 수분 섭취는 식욕 억제에도 도움을 준다. 수분을 미리 잘 섭취하면 불필요한 섭식을 줄여 식욕 조절에 도움이 된다. 또한 물은 열량이 제로이면서 지방 분해를 촉진시키는 기능이 있다. 또한 신체 장기 운동을 활성화시켜 기초대사량이 높아지는 효과를 주며, 체내 노폐물 배출과 배설을 도와 변비 예방에도 큰 도움을 준다. 물의 기능은 이밖에도 무수하며, 많이 마실수록 좋다고 알려져 있다. 특히 최근에는 하루에 물을 2L씩 따로 마셔야 한다고 주장하는 사람들이 있는데 과연 이 주장은 사실일까?

답부터 말하자면 하루에 2L의 물을 섭취하는 방식은 서양인에게는 괜찮다. 이는 서양인과 한국인의 식생활을 보면 그 이유를 알 수 있다. 서양인은 물기가 없는 메마른 빵이 주식이며 물기 없는 스파게티와 스테이크를 즐긴다. 또한 식사 중에 와인을 마시거나 음료를 마시긴 하지만 물은 거의 마시지 않는다.

반면 한국인은 밥을 지을 때도 물이 많이 들어가 촉촉하며, 국이나 찌개와 같은 음식이 주를 이뤄 식단 자체에 수분량이 충분하다. 또한 짜고 매운 자극적인 음식을 즐겨 먹으며 물을 같이 마시므로 하루 세 끼를 합치면 약 1L 정도의 수분을 섭취하게 된다.

따라서 물을 2L 이상 더 마시면 오히려 과잉 섭취가 될 가능성이 높다. 이 때문에 화장실을 자주 가는 것은 큰 문제가 아니나, 심하면 혈액 양이 늘어나 신장 기능 장애가 생기거나 소변으로 염분과 칼슘까지 빠져나가 뼈가 약해질 수도 있다. 또한 몸이 붓거나 다리가 부어 하체 비만이 발생하며, 두통이나 현기증, 이명 증상이 나타나고, 불면증이 오기도 한다.

기본적으로 물은 목이 마를 때 마셔야겠지만, 적절한 양을 아는 것도 중요하다. 배출되는 수분 양에 비할 때 우리가 매일 섭취해야 하는 물은 통상 8잔 정도다. 음식을 통해 수분 섭취의 양이 줄었거나 기온이 높거나 운동을 할 때는 10잔 이상 마셔야 한다.

마실 때는 틈틈이 자주 마시는 것이 좋으며, 단시간에 한꺼번에 마시거나 식사 중에 많이 마시는 것은 피한다.

● 하루 물 한 잔의 효과

- 기상 직후: 밤새 축적된 노폐물을 배출하고 변비를 예방하고 개선한다.
- 아침 식사 전: 위장의 컨디션을 조절하여 과식하지 않도록 한다.
- 오전 쉬는 시간: 피로감과 지루함을 없애 준다.
- 점심 전: 점심에는 짜고 매운 음식을 먹기 쉬운데 체내 염분을 조절하고 성인병을 예방한다.
- 오후 쉬는 시간: 군것질과 흡연 욕구를 감소시킨다.
- 저녁 식사 중: 과식하기 쉬운 식사량을 조절한다.
- 잠자기 전: 다음날 컨디션을 조절한다. 밤새 건조하기 쉬운 기관지를 보호한다.

True or False

하루에 물은 2리터씩 마셔야 한다? ——— 거짓
한국인은 식단에 수분이 많이 포함되어 있으므로 하루 1리터가 적당하다.

동양인은 서양인보다 장이 길다?

지구상의 모든 생명체는 생존에 적절하고 적합한 신체 구조로 진화해 왔다. 음식물을 섭취하고 분해하는 기관 역시 각각의 생존방식에 가장 최적화되어 있다. 사람도 예외가 아닌데, 치아 구조와 장의 상태를 보면 이 사실을 알 수 있다.

사람의 치아 구조는 어금니가 가장 많다. 치아 32개 중에 어금니가 20개, 앞니는 8개, 송곳니는 4개다. 어금니는 곡식을 빻기에 좋고, 앞니는 채소나 과일을 자르거나 뜯기에 좋고, 송곳니는 날카로워 고기 찢기에 적합하다. 이 같은 치아 구조의 비율을 보면 인간은 곡물과 채식을 주로 하며 육식을 겸하는 잡식성 동물임을 알 수 있다.

사자와 호랑이 같은 육식동물의 소화 기관은 몸길이의 4~5배, 소와 양 같은 초식동물의 소화 기관은 몸길이의 20배 이상이다. 한편 인간의 소화 기관은 몸 길이의 8~9배 정도다. 연구 결과에 의하면 소화 기관이 짧을수록 육식에 적합하며, 길수록 채식에 적합하다. 채식 동물의 소화 기관이 긴 이유는 풀 속에 서식하는 미생물을 통해 섬유질을 발효시켜 필요한 단백질을 얻기 위해서다. 또한 곡물이나 채소류의 경우 육류에 비해 단백질이나 지방 성분이 상대적으로 적어 최대한 소화와 흡수를 많이 해야 하니 장이 길어야 한다.

또한 육식동물은 강한 위산으로 육류를 소화하고 흡수하면 곧바로 단백질을 얻지만, 초식동물은 단백질의 함유량이 극히 적은 풀을 발효시켜 원료가 되는 아미노산을 얻어야 한다. 이때 발효를 담당하는 기관은 위다. 사람과 육식동물은 위가 하나밖에 없지만, 초식동물은 위가 4개나 된다. 되새김질하며 소화 흡수를 해야 하기 때문이다.

반면 육식동물의 소화관이 짧은 이유는 고기가 장 내에서 소화 흡수되는 과정에서 부패하며 유해가스를 내뿜으므로 몸 밖으로 빨리 배출해야 한다. 또한 풀과 달리 육류는 발효를 시킬 필요가 없기 때문에 장 길이가 짧다.

이처럼 동물의 세계에서는 장 길이의 차이가 확연하지만, 사람은 그렇지 않다. 흔히 동양인의 소화 기간이 더 길다고 하는데, 2004년 영국과 도쿄에서 공동으로 시행한 연구 보고서를 보면 눈에 띌 만한 차이는 없었다고 한다. 다만 이런 주장이 나오는 이유는 동양인의 경우 곡채식을 주로 한 만큼 고기와 우유를 주로 먹으며 유목생활을 해온 서양인과 비교해 위가 덜 발달해 장이 길어졌다는 것이다. 주로 동양인이 1미터가량 더 길다는 통설인데, 이조차도 초식동물과 육식동물의 장 길이 차이에 비하면 큰 것은 아니다.

인간은 오랜 세월 사냥과 채집으로 식량을 구했고, 수백만 년 이상 다른 동물의 고기를 먹거나 과일 등을 채집해 먹었다. 곡식을 주식으로 먹은 것은 그 긴 세월에 비하면 고작 2천여 년 전의 일에 불과하다. 그 동안 소화관이 서양인에 비교해서 길어지려면 얼마나 더 길어졌을까? 그러려면 지금까지보다 훨씬 더 많은 시간이 지나야 하지 않을까?

True or False

동양인은 서양인보다 장이 길다? ------ 거짓
동양인과 서양인의 소화관 길이는 크게 차이가 없다.

탄수화물을 많이 먹으면 살이 찐다?

　식사 후 배가 부른데도 단맛을 찾는 사람들이 있다. 특히 설탕이 가득 들어간 커피나 아이스크림, 쿠키나 케이크 등의 유혹을 뿌리치지 못한다.
　단맛을 내는 당분을 지나치게 섭취하면 탄수화물 중독을 불러와 팔다리는 말랐는데 아랫배가 볼록한 거미형 체형이 될 수 있다. 특히 식사 후에도 간식을 찾거나, 빵이나 과자 등을 습관적으로 찾는다면 탄수화물 중독을 의심해야 한다.
　당분이 가장 많이 필요한 인체 부위는 바로 뇌이다. 인간의 뇌는 활동을 할 때 필요한 에너지를 당의 형태로 공급받는다. 특히 스트레스를 받거나 불안, 긴장을 유발하는 상황이 되면 더 많은 에너지를 필요로 하며 단 음식을 섭취하도록 유도한다.

이렇게 단 음식을 섭취하면 도파민이라는 행복함과 안정감을 주는 신경전달물질이 분비되면서 혈당이 급격하게 상승한다. 그러면 이번에는, 혈당을 내리기 위해 인슐린이 과도하게 분비된다. 인슐린에 의해 혈당이 지방으로 저장되어 살이 찌고, 뇌는 다시 단 음식을 요구하는 폭식과 탄수화물 중독, 비만 패턴이 발생한다. 또한 이것이 지속되면 내장에 지방이 쌓이고 당뇨병, 고혈압, 고지혈증, 협심증, 심근경색 등의 질환을 앓게 될 가능성도 높아진다. 그렇다면 정말 탄수화물은 비만의 주범인 걸까?

탄수화물의 소화, 흡수율 및 혈중 당분 수준에 대한 결과적인 영향을 측정하는 지수를 혈당지수(Glycemic Index)라고 부른다. 이는 음식물을 섭취한 후 혈당 증가로 인해 분비되는 인슐린의 양을 나타내는 지표인데, 혈당지수가 높을수록 탄수화물이 지방으로 전환될 비율도 높아진다. 즉 가능한 한 혈당지수가 높은 식품을 섭취 해야 지방 축적을 막을 수 있다. 혈당지수가 높은 식품에는 정제된 탄수화물인 흰쌀, 흰 밀가루, 백설탕과 같은 삼백(三白) 식품이 있다.

하지만 탄수화물이라고 모두 나쁜 것은 아니다. 탄수화물은 인체의 주된 에너지 공급원이며, 생명 활동에 절대적으로 필요한 필수영양소 중 하나다. 다만 섭취량은 전체 섭식의 65% 정도가 적당하다. 탄수화물 중독을 예방하기 위해서는 몇 가지를 기억해야 한다.

첫째, 과식은 금물이다. 하루 세 끼를 규칙적으로 먹는다.

둘째, 정제하지 않은 탄수화물을 섭취한다. 현미와 같은 잡곡밥을 먹고, 빵이나 과자와 같은 간식보다는 과일을 먹는다. 흔히 과일에 당분이 많아 살이 찐다고 하는데, 과자 속의 포도당보다 서서히 흡수되고 인슐린도 천천히 분비되기 때문에 문제가 되지 않는다.

셋째, 배가 고플 때는 빵이나 과자 대신 단백질 식품을 섭취한다. 특히 달걀을 섭취하면 쉽게 공복감이 없어지고 다음 끼니 때 탄수화물의 섭취를 줄여 준다.

넷째, 식사 후에도 단 음식에 대한 욕구를 피하기 어렵다면 신맛 나는 과일을 먹거나 허브 차와 같은 차를 후식으로 마신다.

다섯째, 양치질하거나 입가심을 하는 것도 좋다.

True or False

탄수화물을 많이 먹으면 살이 찐다! ─── 진실
탄수화물을 많이 먹으면 지방을 쓸 기회가 줄어들어 체지방이 더 늘어난다.

지방은 무조건 섭취해선 안 된다?

　다이어트를 하는 사람들은 내 몸에서 지방이 사라지기를 바란다. 지방이 쌓이는 곳은 가슴, 팔뚝, 엉덩이, 허벅지, 복부, 목 등이다.
　이처럼 지방이 쌓이는 것은 인체가 에너지 결핍을 대비해 쉽게 꺼내 쓸 수 있도록 지방세포를 만들어 축적하기 때문이다. 이렇게 한번 만들어진 지방세포는 절대로 없어지지 않을 뿐 아니라 오히려 수가 늘어난다. 크기 또한 원래 크기의 수 배까지 커지거나 줄어들 수 있다. 그렇다면 지방세포는 어디에서 어떻게 만들어져서 몸에 남아 있게 되는 것일까?

지방은 정상 범위 안에서는 인체를 위해 제몫을 다하는 훌륭한 영양소다. 체온 유지를 돕고, 신체 조직을 보호하고, 성호르몬의 대사에 관여한다. 반면 과도하게 쌓이면 다양한 문제를 불러일으킨다. 또한 지방은 다이어트의 적으로 불리지만, 종류에 따라 다이어트에 도움이 되는 지방도 있다.

모든 지방은 음식에서 지방산이라는 형태로 존재하는데, 화학 구조에 따라 포화 지방산, 불포화 지방산으로 나뉜다. 불포화 지방산은 단불포화 지방산과 오메가-3, 오메가-6 지방산과 같은 다불포화 지방산으로 나뉜다. 또한 여러 종류의 지방산은 몸 안에 들어오면 제각각 다른 기능을 한다. 우리가 싫어하는 지방세포로 저장되기도 하고, 반대로 지방 분해를 돕는 역할을 하거나 고지혈증을 개선하기도 한다. 특히 어류와 견과류에 많이 함유된 오메가-3 지방산은 간에서 중성지방의 합성을 저하하고, 고지혈증을 치료하여 심혈관 질환을 예방하며, 심장과 뇌 건강에 도움을 주고, 체지방을 분해하는 데 도움을 주는 매우 중요한 지방산이다.

반면 성인병과 비만의 주원인은 주로 포화 지방에 있다. 불포화 지방산이 성인병을 예방하고 대부분 식물성인 데 반해, 포화 지방산은 생선과 오리고기를 제외한 대부분 육류에 포함된 지방을 뜻한다. 따라서 육류 같은 동물성 단백질의 포화 지방산보다는 생선, 해산물, 두부, 견과류와 같은 식물성 단백질을 많이 섭취하는 것이 건강에 좋다는 것은 잘 알려진 사실이다.

또한, 식물성 지방에도 해로운 지방이 있는데, 바로 트랜스 지방산이다. 이 지방산은 식물성 기름을 가공식품으로 만들 때 산패를 억제하려고 수소를 첨가하는 과정에서 생기는 지방산으로, 다량 섭취하면 체지방 증가와 비만을 유발한다. 고지혈증, 심장병, 동맥경화증 등의 질환과 여러 암 발생과도 관련이 있다. 주로 마가린, 쇼트닝, 마요네즈, 도넛, 케이크, 쿠키, 크래커 등에 많이 들어 있기 때문에 이러한 음식은 될 수 있으면 피하는 것이 좋다.

결국 지방은 무조건 다 나쁜 것이 아니라 건강에 이득이 되고 체지방 분해에도 도움을 준다. 지방이라고 다 멀리할 것이 아니라 좋은 지방산을 적절하게 섭취한다면 건강뿐 아니라 다이어트에도 큰 도움이 될 것이다.

True or False

지방은 무조건 섭취해선 안 된다? ----- 거짓
몸에 해로운 동물성 지방은 피하고, 몸에 좋은 식물성 지방을 섭취하면 오히려 건강에 좋고 비만을 예방할 수 있다.

물만 먹어도 살이 찌는 사람이 있다?

체질상 아무리 먹어도 살이 찌지 않는 사람이 있는가 하면, 물만 먹어도 살이 찐다는 사람이 있다. 그 원인은 무엇일까?

지방은 흔히 살을 찌우는 주범으로 평가되어 왔다. 그러나 앞서 설명했듯이 지방이라고 다 같은 지방이 아니다. 커다랗고 하얀 지방 덩어리가 존재하는 지방세포를 백색 지방세포(white adipose tissue)라 부른다. 백색 지방세포는 몸이 사용하고 남은 열량을 저장하는 역할을 하는데, 지방세포란 대체로 이 백색 지방세포를 말한다.

반면 쇄골 안쪽에 모인 갈색 지방세포(brown adipose tissue)의 경우, 백색 지방세포보다 미토콘드리아가 다량 들어 있고, 철분을 함유하여 적갈색을 띤다. 이 갈색 지방은 중성 지방을 연소시키며 열을 내서 영양분을 소모한다.

다시 말해 보통 지방세포라고 부르는 백색 지방세포는 주로 피하와 장기 주위에 고루 퍼져서 저장고 역할을 하고, 갈색 지방세포는 먹은 것을 에너지로 태워 주는 역할을 한다.

미토콘드리아 안쪽 막에는 'UCP(uncoupling protein)'라는 특이한 단백질이 있다. 갈색 지방세포에 많이 분포된 이 단백질은 지방을 연소해 열을 발생시켜 체온을 유지하는 역할을 한다. 겨울잠을 자는 동물들이 얼어 죽지 않는 이유도 이 갈색 지방세포가 많이 분포되어 있기 때문이다. 마찬가지로 사람도 갈색 지방세포가 신생아 때 가장 많이 분포되었다가 점점 줄어든다.

최근 한 연구에 의하면 살이 잘 찌지 않는 체질의 사람들을 조사해 보았더니 갈색 지방세포가 유독 잘 활동하는 것으로 밝혀진 바 있다. 그렇다면 이 갈색 지방세포를 활성화하면 아무리 많이 먹어도 살이 찌지 않는 체질이 되는 게 아닐까?

하지만 현대의학에서는 아직 갈색 지방세포를 늘리는 방법을 발견하지 못했다. 또한, 신생아 때를 제외하고는 점차 소실되기 때문에 이것만으로 살찌지 않는 체질을 설명하기에는 무리수가 따른다.

다만, 갈색 지방세포의 특징을 이용해 이를 활성화하는 방법은 있다. 즉, 갈색 지방세포만의 특징을 이용해 갈색 지방세포 수를 늘리거나 활동성을 높여 다이어트에 적용하려는 시도다. 이론적으로 이것이 성공해 갈색 지방세포가 늘어난다면 살 빼는 일도 쉬워질 것이다.

한 예로, 갈색 지방을 활성화하는 데 도움을 주는 음식이 있다. 사과 껍질에는 비만 억제성분이 들어 있는데, 이는 사과 껍질의 우르솔산(ursolic acid)이 에너지를 연소해 근육과 갈색 지방세포를 증가시키기 때문이다. 식초나 유산균도 초산을 계속 생성해서 살이 찌지 않도록 돕는 역할을 한다.

또한 갈색 지방세포를 자극하면서 불필요한 지방을 태워 주는 음식도 있다. 고추나 마늘처럼 매운맛을 내는 캡사이신(capsaicin)이다. 캡사이신은 식욕을 촉진하는 동시에 대사 작용을 활발하게 함으로써 갈색 지방세포를 활성화해 지방 분해에 도움을 준다. 녹차의 카테킨(catechin) 성분 역시 체내에 쌓인 지방을 억제하는 효과와 함께, 갈색 지방세포를 활성화하는 효과가 있다.

10도 미만의 추위에서 하는 운동도 갈색 지방세포를 활성화한다. 온도에 의한 자극이 신진대사를 활성화시키는 것이다. 실제로 한 실험 결과 갈색 지방세포는 10도 안팎의 약한 추위에서 빠르게 활성화하는 것으로 나타났다. 운동을 통해 근육을 움직이면 이리신(Irisin)이라는 호르몬이 분비되면서, 이 호르몬이 에너지 소비를 증가하게 하고, 혈당을 안정시킬 뿐만 아니라 백색지방을 갈색지방으로 바꾼다. 불을 태우기 위해 산소가 필요하듯이 유산소 운동으로 산소를 공급해 갈색 지방세포를 더 잘 태우는 원리이다.

날씨가 추워지면 활동량이 떨어진다. 하지만 갈색 지방세포를 활성화하는 가장 강력한 자극제는 바로 추위다. 춥다고 따뜻한 실내에서 겨울잠을 자는 동물처럼 움츠리고 있기보다는 밖에 나가 찬 기운을 활용해 내 안에 잠자고 있는 갈색 지방세포를 깨워보자.

True or False

물만 먹어도 살이 찌는 사람이 있다! ――― 진실
체질상 살이 잘 찌지 않는 사람이 있다. 갈색 지방세포가 많을수록 살이 덜 찐다.

기호식품은 적당히 즐겨야 한다?

　술과 담배와 커피, 탄산음료는 수많은 의사들이 끊기를 권하는 대표적인 기호식품이다. 특히, 음주와 흡연은 '죽음의 칵테일'이라고 불리기도 한다. 술을 마시면서 담배를 피우는 것은 절대 삼가야 한다. 술을 해독하느라 지친 간이 담배의 유독 성분까지 해독해야 하기 때문이다. 또한 담배 속 니코틴이 위액 분비를 촉진해 위산을 과다하게 분비하며, 위벽의 혈류를 나쁘게 한다.

　과음 후에 숙취를 잊고자 커피를 마시는 것도 마찬가지로 좋지 않다. 그러나 커피나 홍차와 같은 카페인 음료는 한순간 머리를 맑게 할 뿐, 뇌 기능에 나쁜 영향을 줄 수 있다. 설탕이 가득 든 청량음료나 콜라와 같은 탄산음료를 마시는 것도 좋지 않다. 신경세포를 흥분시키기 때문이다. 숙취 때문에 음료를 마실 때는 차라리 물이나 이온음료가 낫다. 숙취 해소에 왕도는 없으며, 음주 후에는 비타민과 단백질이 많은 음식을 섭취하고, 물을 많이 마시는 것이 바람직하다. 또한 가볍게 목욕하고 숙면을 취하는 것이 제일 좋다.

　나아가 술, 담배, 커피, 콜라와 같은 기호식품은 신체뿐 아니라 정신에도 영향을 준다. 뇌에서 일어나는 전기의 화학적 구조에 영향을 미쳐 쾌감을 주는 효과는 빠르나 습관화되기 쉬우며 심하면 중독에 이르기도 한다.

　탄산음료는 널리 알려진 것처럼 비만을 불러오고 치아에도 좋지 않은 영향을 끼친다. 강한 산성이나 알칼리성은 치아에서 칼슘을 빼앗아 치아를 약하게 한다. 콜라나 사이다 같은 탄산음료를 오래 마시거나 지속적으로 자주 섭취하면 결국 치아가 약해질 수밖에 없다. 청량음료는 치아를 둘러싼 에나멜을 약화시켜 쉽게 충치를 일으키며 시린 증상도 유발한다. 나아가 청소년의 경우 이런 탄산음료를 더욱 주의해야 한다. 탄산음료에도 일정한 카페인이 포함된 경우가 많기 때문이다.

　청소년이 카페인을 과다 섭취하면 심리적으로 불안해하고 신경질

적이 되며, 흥분하는 일이 잦아지고 불면증에 걸릴 수 있다. 나아가 카페인이 청소년에게 해로운 가장 큰 이유는 성장의 필수 요소인 칼슘과 철분을 다량 배출시키기 때문이다. 콜라나 커피가 이미 기호식품으로 자리 잡은 상황에서, 이 모두를 단번에 금지시키시는 힘들지 모른다. 그러나 학교에서라도 청소년에게 탄산음료와 카페인의 과다 섭취가 유해하다는 것을 교육하고 판매를 중지해야 할 것이다. 미국 뉴욕 시가 현재 탄산음료의 유해성을 인식하고 시중에서 대용량 탄산음료 판매를 금지하도록 시행하고 있다.

다만 커피는 아직 논란이 분분하며, 이점도 밝혀진 바 있다. 커피 속에는 항암작용 등 폴리페놀 화합물의 일종인 클로로겐산 함량이 녹차나 포도주보다 다량으로 포함되어 있다고 한다. 즉 커피를 하루 한 잔씩 꾸준히 마시면 암을 예방하는 효과가 있다는 것이 여러 연구에서 확인됐다. 최근 일본 국립암센터 연구진이 9만 명을 대상으로 조사한 결과, 거의 매일 커피를 마시는 사람은 전혀 마시지 않는 사람과 비교했을 때 간암 발병률이 절반에도 못 미치는 것으로 밝혀졌다. 그 밖에도 특히 주목받고 있는 것이 커피의 당뇨병 예방 효과, 간 질환 예방 효과, 고혈압·심장병·뇌경색 예방 효과, 기억력 학습능력 향상 효과다.

담배의 니코틴은 극소량이라고는 하지만 오랜 시간 피우면 여러 해로운 증상이 나타난다. 담배가 습관이 된 사람들은 화가 나거나 흥분된 상태에서 담배를 피우면 진정된다고 말하지만, 이는 잠깐의 효과일 뿐이다. 또한 흡연은 다양한 질병을 악화시킨다. 실제로 흡연자는 면역력이 떨어져 병 치료 후 회복이 더디게 나타났다는 연구 결과가 나왔다.

한편 알코올의 가장 큰 폐해는 뇌세포의 붕괴이다. 뇌세포는 알코올에 약해 술을 마시면 제 기능을 할 수 없을 뿐만 아니라 뇌세포 간에 교신을 담당하는 신경섬유 연결망이 훼손되어 사고 능력이 저하된다. 또한 과도한 음주로 식사를 걸러 영양 상태가 불량해지는 것도 문제이다.

실로 알코올은 마약류를 제치고 가장 해로운 약물 1위에 선정되기도 했다. 자신의 건강을 해치기도 하지만 음주 후 폭력이나 범죄 등의 문제로 주변 사람들에게 피해를 주기 때문이다. 물론 술은 신이 내린 선물이라는 말이 있다. 또한, 수천 년 전부터 백약의 으뜸인 약으로도 쓰였다. 다만 술이 진정한 효과를 발휘하려면 적절한 양을 마시는 절제력이 필요하다. 최근 많은 연구에서도 밝혀졌듯이 적당히 술을 마시는 사람이 더 건강하다는 통계처럼, 식사하면서 포도주 한두 잔이나 맥주 한 병 정도는 신진대사에 도움이 된다.

한 잔의 술, 한 모금의 담배, 한 잔의 커피가 일상에 주는 쾌감은 크다. 그러나 조절력이 없다면 애초에 시작하지 않는 것이 낫다. 신의 선물이라는 기호식품이 인생을 더욱 즐겁고 풍요롭게 하려면 적당히 즐길 줄 아는 지혜가 필요할 것이다.

> **True or False**
>
> **기호품은 적당히 즐겨야 한다! ―― 진실**
> 금연해야 한다. 과도한 음주와 탄산음료는 피한다. 적당한 음주와 카페인은 건강에 이롭다.

미녀는 식초 음료를 좋아한다?

　인류는 1만 년 전부터 건강, 미용, 생활에 이르기까지 다방면으로 식초를 활용해왔다. 클레오파트라는 미용과 건강을 위해, 서커스단의 곡예사는 유연성을 위해, 요리사는 식욕을 돋우기 위해, 과거 의사들은 피부병이나 호흡기 질환 등을 치료하기 위해 식초를 썼다.
　식초는 총 60여 종의 유기산이 들어 있는 항산화 식품이다. 노화와 질병을 일으키는 활성산소를 파괴하여 노화를 방지한다. 근육의 젖산을 분해하여 배설시키고, 혈액순환을 원활하게 도와 피로 해소에 도움을 주며, 노폐물을 쉽게 배출하는 데 효과가 있다. 상처 치유에 탁월하며 감기를 예방한다. 또한 칼슘의 경우 식초의 구연산과 결합하면 흡수율이 높아져 골다공증을 예방한다. 뼈 건강에도 이롭고 비만 예방에도 좋기 때문에 성장기 어린이에게 특히 좋다.

식초는 성인병을 예방하고 나트륨 섭취를 줄여 준다. 조리할 때 식초, 소금, 간장 순으로 양념하면 신맛 때문에 소금을 적게 넣어 이롭고, 식초의 신맛이 입맛을 돋워 위액 분비를 촉진하고 소화기 신경을 자극해 음식물의 소화흡수율을 높여 준다. 또한 식초는 체내에 들어가면 알칼리성으로 바뀌는 특성이 있어 소화기관의 유해균을 제거해 소화기관을 건강하게 유지시킨다. 식초의 유기산은 장의 연동운동을 활발하게 도와 장을 튼튼하게 하고 배변을 도와 변비에 좋다.

식초는 신맛을 지닌 대표적인 조미료로서, 다양한 종류가 있다. 요리에 신맛을 내려고 쓰는 요리용 식초는 옥수수에 에탄올과 같은 '주정'이나 '주요'를 첨가해 급속 발효시킨 주정 식초이다. 이 주정 식초는 발효시간을 단축하고 발효 효율을 높이고자 옥수수, 타피오카, 고구마 등을 이용하여 만든 주정이나 주요로 만들며, 일반적으로 신맛을 내는 초산만 함유하고 있을 뿐 다양한 유기산은 존재하지 않는다. 즉 비타민, 미네랄, 항산화 성분인 폴리페놀의 함량이 발효 식초보다 현저히 낮다.

반면, 발효 식초는 주정이나 주요 성분의 첨가 없이 과일이나 곡류

자체에서 온전히 발효해서 만든 식초다. 이 발효 식초는 동맥을 보호하고 지방을 분해하는 천연 유기산이 많고 천연 비타민과 피로 회복 성분인 구연산, 미네랄 등이 풍부하게 들어 있는 것이 특징이다.

최근 '미인은 식초를 먹는다' 는 식초 열풍에 힘입어 요리용 식초가 과일 식초로 둔갑해 판매되는 경우도 있다고 한다. 시중에 판매되는 과일식초들 중에는 과일을 순수 발효시킨 진짜 과일발효식초가 있는가 하면, 요리용 식초에 과즙만 섞어 과일식초인양 둔갑한 식초가 있는 만큼 제품 뒷면의 라벨을 반드시 확인해야 한다.

석류식초를 예로 들면, 성분 표기에 '석류발효식초' 라고 적혀 있으면 석류 과즙을 발효한 진짜 과일발효식초인 반면 '석류식초' 로만 표기되어 있다면 발효식초가 아니라 옥수수로 만든 식초에 석류 과즙을 섞었다는 의미이다. 특히 라벨에 '주정' 이나 '주요' 가 적혀 있다면 첨가제가 들어간 식초 음료로 선택에 주의해야 한다.

True or False

미녀는 식초 음료를 좋아한다? ------ 거짓
주정, 주요로 만든 식초 음료는 무늬만 식초다. 건강을 생각한다면 과일 발효식초를 먹어야 한다.

건강법은 유행을 따라 실천해야 한다?

　패션뿐만 아니라 식이요법에도 유행이 있다. 인기 연예인이 했다는 식이요법, 방송에 출연한 누군가가 극적으로 성공했다는 식이요법, 널리 이슈가 되면서 너도나도 해보는 식이요법 등이 그것이다.
　패션도 내게 어울리지 않으면 금세 질린다. 식이요법도 마찬가지다. 당장 효과가 있을 것 같고 건강에도 좋을 것 같지만, 옷과 달리 식이요법은 내 몸에 직접적인 영향을 끼치는 만큼 내 체질에 맞는지, 다른 문제점이나 부작용은 없는지 신중히 따져봐야 한다.
　다이어트의 왕도는 식이요법이 70%, 운동이 30%라고 한다. 즉 식이요법이 매우 중요하며, 실제로 많은 사람들이 식이요법을 주된 다이어트 법으로 알고 있다. 그런데도 그 성공률은 극히 낮은 것은 왜일까? 많은 이들이 식이요법을 단순히 먹지 않고 굶는 것으로 여기기 때문이다. 이런 다이어트 식이요법을 만성적으로 반복하다 보면 요요현상뿐 아니라 만성 질환에 시달릴 수 있다.

지금 하고 있는 식이요법으로 신체에 문제가 생겼다면, 그 방법은 내 몸이 내게 경고를 보내는 것이라고 봐야 한다. 다만 성급히 포기하지 말고 기본과 초심을 기억해야 한다. 세 끼의 균형 잡힌 식사를 적당한 양만 먹는 것이다.

건강해지려면 입이 아니라 몸이 원하는 식사를 해야 한다. 이것을 몰라서 못하는 사람은 없다. 문제는 실천에 있다. 꾸준히 실천하는 일은 결코 쉬운 일이 아니기 때문이다. 그러지 못하는 가장 큰 이유는 결과를 빨리 얻고 싶은 성급한 마음 때문이 아닐까.

> **True or False**
>
> **유행 건강법은 유행을 따라 실천해야 한다? ——— 거짓**
> 유행은 유행일 뿐이다. 건강의 기본은 잘 먹고 잘 자고 꾸준히 운동하는 것이다.

제 **4** 장

절대 그럴 리 없어, 제대로 먹어야 한다

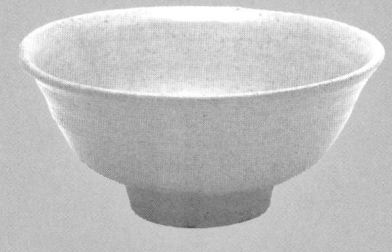

현대인의 영양소는 부족하다

고하를 불문하고 가장 건강한 식단은 비타민과 섬유질이 풍부한 채소와 과일의 섭취량을 늘리고 소박하게 차려 먹는 식단이다. 화려하지는 않지만 우리 몸에 절대적으로 필요한 영양소를 골고루 공급해 준다는 점에서 소박한 식단의 힘은 아주 크다. 그렇다면 이 식단은 어떤 식품으로, 어떤 영양소로 어떻게 구성하여 짜야 할까?

현대에 들어와 식탁이 풍성해졌다고들 한다. 그런데 놀랍게도 우리는 여전히 영양소 부족에 시달리고 있다면 믿겨지는가. 이는 결코 너무 적게 먹어서가 아니다. 바로 환경의 문제이다.

1992년 미국 농림부가 내놓은 놀라운 조사결과를 보자. 당시 미국 농림부의 발표에 의하면 현재 우리가 먹는 과일은 거의 껍데기에 불과한 수준이다. 1950년대 이전에는 사과 두 개만 먹어도 하루 치 철분 양을 충분히 섭취할 수 있었지만, 지금은 사과 13개를 먹어야 간신히 같은 양의 철분을 얻을 수 있게 되었다는 것이다.

1993년 일본 과학기술청에서도 비슷한 조사 결과를 내놓았다. 1952년에는 시금치 1단이면 하루 치 철분 양의 100%를 채울 수 있었으나, 1993년에는 무려 19단을 먹어야 충족할 수 있다. 더 우려할 만한 점은 이 조사 결과가 20년 전의 것인 만큼 지금은 상황이 얼마나 악화되었는지 알 길이 없다는 점이다.

그렇다면 예전에는 과일 하나 속에도 충분했던 미네랄은 다 어디로 간 것일까?

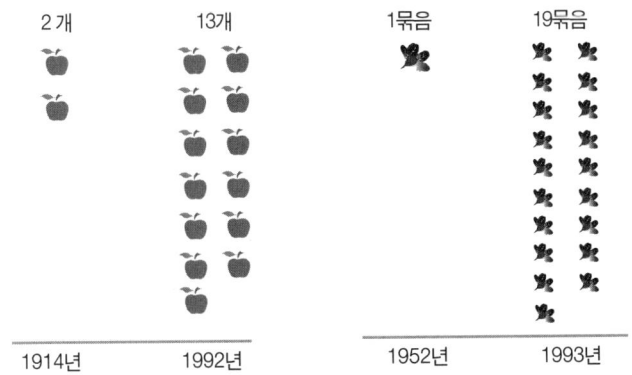

〈사과와 시금치의 1일 철분 섭취량 비교〉

무엇 때문에 우리는 현재 심각한 미네랄 부족에 시달리게 되었으며, 어째서 많은 영양학자가 미네랄 부족 사태를 위험하다고 경고하는 걸까?

2004년, 서울대 연구팀이 한 가지 의미 있는 연구 결과를 발표했다. 현재 우리 토양에서 중요한 몇몇 미네랄의 75%가 유실되었다는 것이다. 여기서 원인으로 지적된 것은 70년대부터 시작된 산업화와 대량 농법이었다. 농약과 제초제, 화학비료 등이 미네랄의 보고인 토양을 오염시켰고, 이렇게 대량 생산된 음식 재료가 또다시 정제와 가공 과정을 거치면서 다시금 미네랄 손실을 겪고 있다는 것이다.

한 예로 곡물은 통으로 먹어야 함유된 미네랄과 비타민을 온전히 섭취할 수 있다. 통곡물에 포함된 이 영양소들은 우리 몸의 신진대사에 균형을 유지해 주며 장기적으로 건강과 체중 조절에 지대한 공헌을 한다. 그러나 우리의 식단은 현재 어떤가?

일반적인 식당의 공기밥을 보라. 대중적인 흰 쌀밥이 절대적인 비중을 차지하고 있다. 이는 일반 가정의 식단에서도 크게 다르지 않다. 나아가 패스트푸드의 대중화로 반 조리된 음식이 우리의 식탁을 점령하면서 나트륨이나 인은 과잉 섭취하는 반면, 미네랄은 점차 설 자리가 부족해지고 있다.

이 같은 상황에서 우리가 할 수 있는 첫 번째는 영양소 부족 환경의 위험성을 인식하는 것이다. '설마 영양소가 모자란다고 죽기야 하겠어?' 포기하는 대신, 영양소 부족이 장기적으로 건강을 훼손할 수 있음을 인지하는 것이다.

두 번째, 우리에게 필요한 영양소에 대해 일정한 지식을 쌓고, 이를 토대로 식단을 고려하고, 부족할 경우 적합한 건강기능식품이나 영양제를 통해 부족분을 보충하는 것이다.

건강은 결국 적극적인 삶의 한 형태와 같다. 주변 환경이 오염되었다고 손 놓고 있을 수 없는 것처럼, 건강에 적신호가 켜질 때 이를 보수하고 개선하려는 의지 또한 건강의 중요한 한 축인 것이다.

영양소는 어떻게 보충하는가?

음식을 먹을 때 영양소를 일일이 생각하고 먹는 사람은 많지 않다. 하지만 영양소에 대해 제대로 아는 것은 매우 중요한 일이다. 현대는 오염된 환경, 그리고 과도한 스트레스 등으로 인체에 필요한 영양소가 끊임없이 소실되는 시대이다. 또한 앞서도 살펴보았듯 옛날과 달리 토양에서 생산되는 음식 재료를 믿을 수 없게 된 이상, 건강한 신체를 유지하려면 영양소 보충이 시급하다.

그렇다면 가장 먼저 어떤 영양소들의 보충에 주목해야 할지도 알아야 한다.

첫째, 비타민이다. 비타민은 인체의 대사과정을 조절하며 효소의 활동을 돕는데, 특히 5대 영양소 중에서 반드시 필요한 요소다. 비타민이 부족하면 건강해지고 싶어도 건강해질 수가 없다. 그래서 기본적으로 자신에게 맞는 비타민을 찾아 먹는 것이 건강을 지키는 방법일 뿐 아니라, 질병을 예방할 수 있는 가장 좋은 길이다.

둘째, 미네랄이다. 미네랄은 인체에서 일어나는 여러 가지 대사에 작용하는 영양소로 주요 영양소들이 체내에서 화학작용을 통해 잘 흡수되고 몸을 구성하도록 돕는 중간다리 역할을 한다. 미네랄이 부족해지면 영양소가 제대로 작용하지 못함으로써 몸의 균형이 흐트러져 질병을 일으킨다. 영양 보충제가 만병통치약은 아니지만, 음식 섭취로는 부족한 미네랄을 보충함으로써 인체의 기능을 제대로 수행하게 할 수 있다.

한편 비타민과 미네랄의 특징 중에 하나는 다른 영양소들과 함께 섭취할 때 더 크게 활성화되는 상승 작용을 일으킨다. 한 예로 비타민과 미네랄 자체도 그렇다. 복합비타민을 섭취할 때는 함께 미네랄 영양제를 함께 섭취해야 효과가 배가 된다.

이외에도 비타민 C는 바이오플라보노이드와도 짝꿍이다. 바이오플라보노이드는 주로 과일 껍질에 많이 있는 성분으로 강력한 항산화 기능을 가지고 있다. 감염에 대한 저항력을 키워주고 몸에 나쁜 콜레스테롤의 공격을 막아주며, 무엇보다 비타민 C가 파괴되지 않도록 보호하고 비타민 C의 작용을 도와 체내 항산화 기능을 강화하는 작용을 한다. 즉 바이오플라보노이드는 비타민 C와 함께 섭취해야 상승작용이 발생한다.

아래 소개하는 영양소들은 신진대사 기능과 독성물질에 대한 저항력을 높이는 데 매우 효과적인 영양소들로, 활성산소의 작용을 억제하며 면역 체계를 강화해 준다. 또한 상승 작용을 고려해 함께 섭취하면 각각의 단독으로 섭취했을 때보다 훨씬 강력한 효과를 발휘한다.

또한 함께 섭취했을 때 서로 흡수를 방해하는 영양소들도 있으니 주의하도록 한다.

지금부터 각각의 영양소의 종류와 특성, 인체 활성 기능 등을 살펴보고 부족분이 있을 때 적합한 식단과 보충제 등으로 부족한 부분을 채우도록 하자.

● 암을 억제하고 충치를 예방하는 칼슘 섭취

체내 미네랄 중 가장 많은 부분을 차지하는 칼슘은 인과 함께 뼈와 치아의 형성에 필수적인 역할을 한다. 또한 납의 흡수를 방해해 뼈나 치아를 보호하는데 칼슘이 결핍되면 납이 체내에 흡수되어 치아나

뼈에 축적되고, 쉽게 충치를 유발하므로 성장기 어린이는 칼슘을 충분히 섭취해야 한다.

나아가 칼슘은 세포를 망가뜨리는 유해물질과 단단하게 결합하여 방출시킴으로써 세포의 손상을 막아 암을 억제하기도 한다. 비타민 D나 A가 체내에 충분하다면 칼슘의 흡수율이 높아져 심장 박동을 규칙적으로 유지하고 콜레스테롤의 수치를 낮춰 심장 동맥 질환을 예방한다. 골다공증을 예방하고 근육의 성장, 수축을 조절해 근육통에도 좋다.

칼슘이 부족하면 근육통, 신경과민, 고혈압, 관절통, 충치, 불면증, 혈중 콜레스테롤 상승 등의 증상을 보인다. 반면 칼슘을 지나치게 많이 섭취하면 동맥경화, 고혈압, 신장 결석을 일으킨다. 칼슘은 철분과 동시에 섭취하지 말아야 한다. 철과 마그네슘, 아연의 흡수를 방해하므로 적절한 섭취가 중요하다.

▶ 칼슘 급원 식품: 우유나 치즈, 요구르트 등의 유제품, 멸치, 다시마, 녹색 채소, 견과류, 달걀, 자두, 참깨, 두부 등
▶ 칼슘제 섭취법: 저녁에 섭취하면 숙면을 돕는다. 식사 중이나 식후에 바로 섭취한다. 일일권장량은 500~1,000㎎ 이며 갱년기 여성은 더 많은 양이 필요하다.

● 강력한 항산화제인 글루타싸이온 섭취

　글루타싸이온(glutathione)은 아미노산의 일종으로 강력한 항산화제인 동시에, 몇 순위 안에 드는 강력한 해독제이기도 하다. 주로 소의 간, 효모, 대구 등에 많이 함유되어 있다. 이 영양소는 특히 항산화 효과가 막강하다. 신체의 유해 산소인 활성산소를 효과적으로 제거하여 면역 체계가 원활히 돌아가도록 돕는 중요한 역할을 한다. 또한, 항암 작용과 간 기능 개선, 심장 질환 억제, 기관지 질환 치료, 에이즈 발병 억제, 노화 방지, 여성 탈모 등에 효과가 있다.

　특히, 간이 담당하는 해독 대사를 도우며 알코올을 비롯한 독성 물질을 효과적으로 분해하고 배출시키는 역할을 한다. 알코올성 지방간을 앓는 사람이나 음주 후 다음날 글루타싸이온이 풍부한 음식으로 해장하면 간세포의 파괴를 어느 정도 감소시킬 수 있다. 그래서 술을 많이 마시는 직장인 남성들이 직장 상사에게 선물로 많이 받는 영양제라는 우스갯소리도 있다.

　글루타싸이온은 분자가 커서 효과적으로 흡수되지 않으므로 비타민 C와 섭취하는 게 제일 좋다. 기본적으로 비타민 C를 섭취하여 글루타싸이온이 꾸준히 생성될 수 있는 신체 환경을 만들어 주면 우리 인체는 어떤 바이러스에도 꿈적하지 않을 완벽한 방어체계를 갖추게 된다.

> ▶ 글루타싸이온 급원 식품: 고구마, 과일, 생선, 고기, 유청, 단백질, 채소, 클로렐라, 아스파라거스, 브로콜리, 양배추, 수박, 호두, 오렌지, 시금치, 달걀 등
> ▶ 글루타싸이온 보충제 섭취법: 식사 중이나 식후에 비타민 C와 함께 섭취한다. 글루타싸이온이 결핍되면 비타민 C와 E의 체내 흡수율 역시 떨어진다. 매일 1그램을 섭취하고, 결핍된 경우 2~3그램을 섭취한다.

● 몸의 신진대사를 활성화하는 비타민 B 복합체 섭취

비타민 B는 상호협조작용을 한다. 한 가지씩 섭취할 때보다 복합적으로 섭취할 때 약효가 크다. 11개의 비타민, 즉 티아민(B1), 리보플라빈(B2), 니아신(B3), 판토텐산(B5), 피리독신(B6), 사이아노코발라민(B12), 바이오틴, 콜린, 엽산, 이노시톨, 파라아미노벤조산을 일컫는 비타민 B 복합체는 각자의 역할을 하면서도 마치 하나의 영양소처럼 활동한다.

비타민 B 복합체의 중요한 역할 중 하나는 에너지 생성이다. 탄수

화물, 단백질, 지방, 핵산 등의 중요한 대사에 참여하여 신체의 각 기관에 에너지를 원활하게 공급하며 우울증 치료에도 효과적이다. 또한, 간의 해독능력을 강화시키므로 비타민 B가 결핍되면 간 기능이 나빠져 간경화로 진행된다.

비타민 B 복합체는 특히 스트레스를 받거나 몸에 나쁜 음식을 섭취하게 되면 쉽게 파괴되는 비타민으로 '스트레스 호르몬'이라고도 한다. 따라서 스트레스에 취약한 현대인에게 우선순위로 권장하는 비타민이기도 하다. 밤보다는 낮에 스트레스를 많이 받으므로 오전에 섭취하는 것이 좋다. 일정량 이상 섭취하게 되면 소변으로 배출된다.

비타민 B 복합체는 반드시 함께 섭취해야 효과가 크지만, 특정 질환을 치료하는 데 필요한 비타민만 고용량으로 섭취할 수도 있다. 비타민 B12가 부족하면 알츠하이머가 초래되며, 팔목터널증후군에 시달릴 땐 비타민 B6를 섭취한다. 태아의 기형을 예방하려는 임산부라면 엽산제를 섭취하고, 빈혈이 심할 때는 비타민 B12를 고용량으로 섭취하면 좋다.

비타민 B는 비타민 C와 마찬가지로 수용성 비타민이므로, 체내에서 흡수될 만큼만 흡수하고 나머지는 소변으로 배출된다. 섭취 후 소변 색이 노랗다면 몸에 저장된 영양소가 충분하다고 볼 수 있다.

비타민 B 복합체의 주요 기능 및 급원 식품

종류	주요 기능	결핍증	급원 식품	필요한 사람	섭취법
티아민(B_1)	성장촉진, 학습 능력 향상, 이뇨작용, 소화를 도우며 신경통, 혈액순환 촉진	컨디션 저하, 신경 및 근육 기능 저하, 심장병 질환, 고혈압, 심근경색 등	도정하지 않은 곡류(현미), 돼지고기, 콩, 버섯, 견과류, 김, 브로콜리 등	흡연, 음주, 설탕 섭취가 많거나 수험생	25~100㎎
리보플라빈(B_2)	편두통, 눈의 피로, 백내장 예방 및 치료, 지방질 대사에 관여하여 체중 감소 및 동맥경화 예방, 신체의 재생산 촉진(피부, 손발톱, 머리카락 건강 유지)	성기 발진, 빈혈, 결막염, 지루 피부염, 장염, 눈 충혈, 빛에 대한 과민증 등	치즈, 우유, 달걀, 시금치, 표고버섯, 소의 간 등	임산부, 음식 알레르기 환자, 비만인 사람	50~100㎎
니아신(B_3)	말초혈관을 확장시켜 혈액순환 촉진, 단백질과 탄수화물 대사에 보조효소로 관여, 위산분비 촉진, 관절염 치료, 신경 안정제	피부염, 설사, 치매, 생식기 염증 유발, 탈모, 뇌 질환 등	쇠고기, 우유, 달걀, 당근, 감자, 고구마, 옥수수분말, 굴비, 파래 등	주의력집중장애나 과잉행동장애, 저혈당, 멀미가 심하거나 하품을 많이 하는 사람(간 질환, 당뇨, 위궤양 환자는 복용 금지)	50~100㎎
판토텐산(B_5)	부신피질호르몬과 항체 생성에 필수적인 영양소, 정신·육체적 스트레스와 체내의 독소로부터 신체 보호, 방사선 예방, 만성피로 및 불면증 개선	만성피로, 불면증, 빈번한 감기나 호흡기 질환 등	간, 콩, 쇠고기, 달걀, 모유, 채소, 로열젤리 등	임산부나 수유부, 류머티스 관절염 환자, 심한 알레르기나 상처 회복이 필요한 사람	50~100㎎
피리독신(B_6)	적혈구 생성, 신경계와 뇌세포(도파민, 세로토닌 증가) 기능 유지, 면역계 향상, 생리 전 증후군 감소, 우울증, 불면증에 효과	신경과민, 피부염, 면역력 저하, 알레르기 증상 등	현미, 당근, 닭고기, 생선, 해바라기 씨, 호두, 바나나, 시금치 등	40세 이상, 생리 전 증후군이 심한 여성, 잦은 음주를 하는 사람	50~100㎎

종류	주요 기능	결핍증	급원 식품	필요한 사람	섭취법
사이아노코발라민(B12)	적혈구 형성, 세포 생성 및 성장 촉진, 식욕 부진 해소, 체력 증강, 치매 예방, 신경 기능 정상화, 엽산 대사에 관여	악성 빈혈, 기억 감퇴, 우울증, 치매, 소화불량, 변비 등	동물성 식품 (간, 육류, 어패류, 생선, 유제품)	40세 이상, 채식주의자, 임산부, 성장기 어린이	25~100㎎
바이오틴	지방과 탄수화물 대사에 관여, 피부 미용, 탈모 예방, 신경계와 골수기능 활성화	유아기 지루 피부염, 만성 칸디다 감염, 당뇨, 항생제 상습 복용, 남성 성 기능 장애	호두, 달걀, 땅콩, 정어리, 게, 시금치, 우유 등	임산부나 수유부, 탈모, 잦은 항생제 복용 환자	50~400㎎
엽산	악성 빈혈, 동맥경화, 암 예방, DNA 합성과 세포 분열 및 성장 활성화, 위장 점막 보호	노화, 동맥경화 촉진, 빈혈, 우울증, 기형아 출산	녹색 채소, 키위, 토마토, 바나나, 콩나물, 부추, 양상추, 현미, 보리, 닭고기, 쇠고기 등	임산부, 흡연자, 암 예방, 경구피임제 복용 여성	400~800㎎

● 감기 예방 및 치료에 탁월한 비타민 C 섭취

효능이 널리 입증된 비타민 C는 아스코르빈산이라고도 한다. 비타민 C는 괴혈병(scurvy)을 예방하는데, 아스코르빈산(ascorbic acid)이라는 이름도 바로 비타민의 항 괴혈병(anti scurvy) 성격에서 유래된 용어다.

비타민 C의 발견은 아주 드라마틱하다. 18세기 영국 해군이 아프리

카로 항해를 시작한 지 수개월 만에 전원 사망하는 사고를 겪었다. 식사는 제대로 했지만, 싱싱한 채소나 과일을 먹지 못한 결과 비타민 C 부족으로 괴혈병에 걸려 사망한 것이다.

그 결과 국제해운법은 괴혈병을 예방하고자 출항하는 배에 반드시 레몬 상자를 실어야 한다는 조항을 삽입했다고 한다. 이처럼 비타민 C는 체내에서 합성할 수 없으므로 반드시 외부에서 식품이나 알약 형태로 섭취해야 한다.

비타민 C는 감기 예방 및 치료에 탁월한 효과가 있다. 적당한 양을 한 시간마다 섭취하면 감기 치료에 효과가 있다. 글루타싸이온이나 비타민 E와 함께 섭취하면 상승작용을 일으켜 강한 항산화 작용을 한다. 또한 콜라겐 생성에 필수적인 영양소로, 비타민 C가 부족하면 노화가 빨라지며 잇몸, 혈관, 뼈의 성장에도 중요한 역할을 해서 요통의 원인이 되기도 한다.

부신의 기능을 정상화시키는 기능도 있다. 항스트레스 호르몬이 원활하게 생성되어 위궤양이나 주의 산만함과 같은 스트레스 질환을 예방한다. 또한 생체 면역 능력을 향상해 암을 예방하고 유해산소로부터 세포를 보호한다. 콜레스테롤을 저하하는 기능이 있어 동맥경화증 예방에 좋으며, 고혈압 환자의 혈압 저하에도 도움을 준다. 상처 회복을 촉진하거나 뇌의 모세혈관에도 관여해 두통과 뇌경색에도 효과가 있다.

매일 비타민 C를 200㎎씩 매일 섭취하면 1년 더 젊어진다는 보고가 있다. 여성에게 특히 비타민 C가 주목받는 이유는 미용에 탁월한 효과가 있기 때문이다. 강력한 항산화제인 비타민 C는 주근깨를 없애주며 만성 변비를 해결해 준다.

> ▶ 비타민 C 급원 식품: 신선한 채소와 과일로 딸기, 오렌지, 레몬, 귤, 브로콜리, 키위, 토마토, 시금치, 양배추 등
> ▶ 비타민 C 보충제 섭취법: 식사 중이나 식후에 섭취하고 성인 남녀 하루 권장량은 100~300㎎ 이다. 잦은 흡연이나 음주를 하는 사람, 경구 피임제를 복용 중인 여성, 화상이나 수술로 조직의 손상이 있는 사람은 섭취량을 늘린다. 수용성 비타민이라고 할지라도 하루 5,000㎎ 을 넘지 않도록 한다.

● 칼슘과 인의 흡수를 돕는 비타민 D 섭취

비타민 D는 칼슘과 인의 흡수를 돕는 성질이 있는 만큼, 칼슘과 함께 섭취하는 것이 좋다. 성장기 아동의 뼈와 치아의 정상적인 발달에 매우 중요하며, 골다공증에도 효과가 있다. 인간의 유전자 중 200개

이상이 비타민 D의 영향을 받는다고 알려졌으며 세포 기능과 면역체계, 노화에 직접적인 영향을 미친다. 근육통이나 만성피로증후군에 효과적이며 암을 예방하고 혈압을 낮춰주는 기능을 하므로 고혈압 환자에게도 좋다.

비타민 D가 부족하면 어린이는 구루병, 성인은 골연화증이 생기고 여러 암이나 자가면역 질환에 걸릴 가능성도 높아진다. 또한 혈관에 칼슘이 달라붙어 동맥경화증이 우려된다. 특히 여성은 골다공증을 예방하기 위해서라도 반드시 섭취해야 한다.

다른 비타민과 달리 비타민 D는 체내에서 직접 합성할 수 있다. 바로 햇볕을 통해서다. 피부가 자외선에 노출되면 피부의 콜레스테롤이 비타민 D의 전구체로 전환되므로 피부를 15~30분 정도 적당히 노출하는 것이 효과적이다. 하지만 햇볕으로 비타민 D를 생성시키는 데는 한계가 있다.

우리나라 같은 경우 북위 35도 이상 지역이기 때문에 겨울철에는 햇볕을 쬐어도 비타민 D가 생성되지 않는다. 우리나라가 OECD 중에서 비타민 D가 부족한 나라로 조사된 이유도 이 때문이다. 따라서 겨울철에는 반드시 비타민 D를 별도로 먹어야 한다. 특히 피부가 검은 편인 사람은 햇볕만으로 비타민 D가 충분히 생성되지 않으므로 음식이나 보충제로 섭취하는 편이 효과적이다.

비타민 D는 비타민 D2와 D3로 구분하는데 효율성은 비슷하다. 굳이 따지자면 비타민 D2는 표고버섯이나 녹색 채소에 많고, 비타민 D3는 생선, 달걀, 치즈에 많다. 달걀은 하루 한 개가 적당하다.

▶ 비타민 D 급원 식품: 햇빛, 생선, 달걀, 치즈, 표고버섯, 녹색 채소, 고구마, 참치 등
▶ 비타민 D 보충제 섭취법: 일반인은 2,000IU, 임산부나 수유부는 400IU가 적당하다. 반드시 칼슘과 함께 섭취하고, 지용성 비타민이므로 과다 섭취하게 되면 각종 부작용이 생긴다.

● 지용성 항산화제의 대표주자인 비타민 E 섭취

비타민 E는 비타민 A, C와 더불어 대표적인 항산화 비타민으로 암, 고혈압, 뇌졸중, 심근경색 등을 일으키는 활성산소를 제거한다. 강력한 항산화 작용으로 과산화지질을 녹여 암과 심혈관 계통의 질환을 예방하고, 혈액을 맑게 해주고, 혈관을 씻어준다. 백내장을 예방하고, 노화 방지 등에도 효능이 있다.

특히 갱년기 장애를 완화하기도 하는데, 장기 섭취 후 머리가 다시 검어지거나 폐경 여성이 다시 생리를 하는 현상도 생긴다. 생리 전 중

후군 치료에 효과가 있고 불임을 방지하며 혈압을 낮추고 백내장을 예방한다. 모세혈관을 확장시켜 혈액순환을 돕고 신진대사를 활발하게 한다.

비타민 A, D, E는 지용성 비타민으로 체내 지방세포에 저장되므로 과다 섭취하지 않도록 주의해야 한다. 비타민 A는 과잉 섭취하면 각질 생성, 홍조, 모발 성장 장애, 식욕 상실, 간 장애, 고칼슘혈증, 태아 기형을 유발하는 등 부작용을 일으킬 수 있다. 비타민 D는 몸 속에 과다하게 저장되면 뼈와 연조직의 석회화, 안구 염증, 가려움, 갈증, 구역질, 설사, 변비를 불러 온다. 비타민 E를 과다섭취하면 골다공증을 유발할 수 있다.

▶ 비타민 E 급원 식품: 곡류, 견과류, 계란 노른자, 씨앗류 등의 식물성 기름(참기름, 해바라기유, 올리브유 등)
▶ 비타민 E 보충제 섭취법: 보통 400~800IU가 적당하다. 비타민 A, C와 먹으면 항산화 작용이 강력해진다. 비타민 E는 합성보다 천연일 때 체내 흡수율이 훨씬 높고 우수하다. 철분제와는 함께 섭취해선 안 된다. 오메가-3 지방산은 기름에 잘 녹는 비타민 E와 함께 섭취하면 좋다.

● 천연 진정제인 마그네슘 섭취

　마그네슘은 체내의 각종 효소반응에 관여하는 미네랄 영양소다. 충분히 섭취하면 숙면에 도움을 주고 근육 이완에 좋다. 칼슘의 흡수를 도우며 탄수화물 대사에 관여해 에너지를 생성한다. 심장이나 뇌 기관의 에너지 형성에 관여하며, 혈관성 질환을 예방하기도 한다.

　마그네슘은 혈압을 낮춘다. 세포 안쪽에는 마그네슘과 칼륨이, 세포 바깥쪽에는 칼슘과 나트륨이 있다. 세포 안쪽의 나트륨이 증가하면 칼륨이 부족해져 세포가 붓고 혈관은 고혈압 상태가 된다. 이때 마그네슘이 세포 안의 나트륨을 배출하여 부종과 고혈압을 정상 상태로 돌리는 역할을 한다. 그래서 마그네슘은 콜레스테롤 수치를 떨어뜨려 천연 콜레스테롤 저하제라고도 불린다.

　또한, 항스트레스성 미네랄과 스트레스로 혈압이 오르는 것을 억제하여 심동맥 질환을 예방해 주고 스트레스를 견디는 힘을 길러준다. 일반적으로 눈꺼풀이 떨리면 마그네슘이 결핍된 것이니 보충에 신경 써야 한다. 특히 여성은 마그네슘이 부족하면 폐경 후 골다공증이 발생할 수 있다. 마그네슘이 결핍되면 혈중 칼슘 농도가 옅어지는데 근육 경련이나 고혈압, 뇌혈관에 경련이 일어날 수 있다. 쉽게 지치고 무기력감을 느끼며 집중력이 떨어지기도 한다. 그 외에도 우울증, 변비, 관절염 등 온갖 질병에 노출될 수 있으니 임산부나 수유부, 감염에 민감한 사람들은 마그네슘 결핍에 주의해야 한다.

> ▶ 마그네슘 급원 식품: 거의 모든 식품에 존재. 특히 녹황색 채소(시금치, 브로콜리, 상추 등), 도정하지 않은 곡류, 견과류, 해조류(정어리, 고등어, 게, 오징어, 새우, 멸치 등), 두부 등
> ▶ 마그네슘 보충제 섭취법: 보통 200~300㎎이 적당하다. 다량의 지방과 비타민 D는 마그네슘의 흡수를 방해한다. 피로 회복을 돕고 이완 작용을 하므로 저녁에 섭취하는 것이 좋다.

● 스테미너를 위해선 미네랄인이 풍부한 아연 섭취

아연은 생명체에 있어 필수 미네랄이다. 세포의 발달과 성장, 조직 및 골격 형성에 관여하고 생식 기능을 발달시키며, 면역력 기능을 향상하는 역할을 한다.

특히 아연은 남성의 전립선과 정액에 함유량이 많은 미네랄로 카사노바가 마늘과 함께 정력 식품으로 애용한다던 굴에 가장 풍부하다. 아연은 하루 세 끼를 잘 챙겨 먹으면 충분한 섭취가 가능하지만, 채식주의자, 설사나 당뇨, 신장 질환이 있거나 암환자 등은 결핍되기

쉬우니 반드시 따로 보충해야 한다. 아연이 부족하면 소아는 발육 부진, 면역 기능 상실, 거친 피부나 여드름, 만성 설사가 일어날 수 있다. 성장기 어린이의 식사에 아연을 충분히 보충하면 면역력이 향상하고 설사와 호흡기 감염 빈도가 눈에 띄게 낮아진다. 항생제와 아연을 함께 섭취하면 폐렴의 빠른 회복을 돕는다는 연구 결과도 있다.

▶ 아연 급원 식품: 굴, 해조류(미역, 김, 다시마), 육류, 버섯, 게, 호박씨, 현미 등
▶ 아연 보충제 섭취법: 어린이는 25㎎, 성인 남성은 45㎎, 여성은 35㎎이 적당하며 하루 100㎎까지는 면역 기능을 촉진한다. 그러나 100㎎ 이상을 장기간 섭취하면 면역계가 손상되거나 구리나 철이 결핍되는 증상이 발생하니 주의한다.

● 젊음의 묘약 코엔자임 Q10 섭취

비타민 Q라고도 불리는 코엔자임 Q10은 체내에서 합성되는 지용성 비타민으로 영양소 대사에 관여한다. 비타민 E와 비슷하지만 더 강력한 항산화 작용으로 세포막 산화를 막는다.

코엔자임 Q10은 20대를 지나면서 세포 내에서 양이 점차 줄어든

다. 이 때문에 세포 기능이 약해지는데, 40대가 되면 거의 반 이하로 줄어들면서 심장과 근육이 힘을 잃는다. 이처럼 코엔자임 Q10은 노화현상이 일어나면서 점점 감소하므로 별도로 보충해야 하는 영양소다.

하루 보충 권장량이 50㎎인데, 생선으로 치면 정어리 6마리 양이다. 실제적으로 음식을 통해서 흡수할 능력이 안 되므로 필요한 만큼 영양제로 보충해야 좋다.

코엔자임 Q10이 보충되면 면역 기능을 향상하게 하고 노화를 지연한다. 활성산소를 제거하여 암을 예방할 수 있다. 정자를 활성화해 남성 불임에 효과가 있고, 동맥경화나 고혈압, 뇌출혈, 당뇨병의 질병을 예방한다. 신진대사가 원활하지 않아 쉽게 살이 찌거나 몸이 잘 붓거나 술에 약한 사람들은 코엔자임 Q10이 결핍되었을 가능성이 높다.

▶ 코엔자임 Q10 급원 식품: 등푸른 생선류(고등어, 꽁치, 정어리 등), 현미, 달걀, 두부, 시금치 등
▶ 코엔자임 Q10 보충제 섭취 법: 일일 권장량은 60~100㎎이다. 지용성 성질이 있으므로 식후에 섭취하거나 지방질 음식과 함께 먹으면 흡수율이 높아진다.

● 건강한 사람에게는 꼭 있는 프로바이오틱스 섭취

프로바이오틱스는 'pro(~에 호의적인)' 와 'Biotics(생물에 관련된)' 의 합성어로 건강에 좋은 효과를 주는 살아 있는 균을 말한다. 젖산균(유산균) 등의 균들이 프로바이오틱스로 인정받으려면 위산과 담즙산까지 살아남아 소장까지 도달해 증식해 정착하여야 한다. 또한, 장관 내에서 유용한 효과를 나타내 장내 환경을 건강하게 만들어야 하고 독성이 없는 비병원성이어야 한다.

프로바이오틱스는 유당불내증을 개선하고 결장암을 예방하며 콜레스테롤 및 혈압을 낮춘다. 면역 기능을 개선하며, 감염을 예방하고, 무기물의 흡수를 도우며, 스트레스로 말미암은 해로운 세균의 성장을 방지한다. 과민성대장증후군과 결장염을 개선하는 역할도 한다.

또한, 면역 시스템을 강화하게 하고 장 질환 치료에도 쓰인다. 특히 항생제 남용이나 알코올 중독, 스트레스 질환, 질병이나 독성물질에 노출된 우리 몸이 균형을 유지할 수 있도록 한다. 무엇보다 우리의 건강을 저해하는 나쁜 균들이 성장하지 못하도록 활동한다.

프로바이오틱스는 음식물을 분해하고 발효시키며 유해균을 억제하고 장의 면역력을 조절하는데, 현대 문명에 들어서면서 많은 위협을 받고 있다. 어렸을 적부터 적당히 흙 위를 뒹굴면서 자라야 건강하다는 옛말이 있다. 일상적으로 자연생활을 하면 유익균을 만나게 된다. 아이들의 면역력에 이상이 생겨 아토피가 생기고 비염이나 천식과 같은 알레르기 질환이 생기는 것도 청결이라는 이유로 이 유익균까지 죽이기 때문이라는 연구 결과가 나왔다.

특히 장은 우리가 열심히 섭취한 좋은 영양소를 잘 흡수하고, 나쁜 것은 잘 배출할 수 있게 도와주는 기관이므로 장이 튼튼해야 결과적으로 몸이 건강해진다고 볼 수 있다.

▶ 프로바이오틱스 급원 식품: 발효유제품, 요구르트, 김치, 된장이나 청국장 등
▶ 프로바이오틱스 보충제 섭취법: 식사 전에 섭취한다. 유산균이 10억 마리 이상인 프로바이오틱스로 섭취한다.

● 뇌에 기름칠 하는 오메가 지방산 섭취

기름은 가능한 한 적게 먹는 게 몸에 유익하다고 알려져 있다. 동물성 지방은 포화 지방으로 몸에 들어가면 딱딱하게 굳어 세포 활동과 영양소 흡수를 방해한다. 또한 노폐물의 배출을 저하시켜 동맥경화나 고지혈증과 같이 혈액에 노폐물이 쌓여 피를 탁하게 만든다.

그러나 식물성 기름에 들어 있는 불포화 지방산은 녹는 점이 낮아 잘 굳지 않고 콜레스테롤이 적다. 따라서 식물성 기름은 우리 몸에 좋은 기름으로 적정량을 섭취하면 건강에 이롭다.

지방은 각종 장기와 조직을 구성한다. 세포가 정상적으로 활동할 수 있도록 돕는 필수 성분으로 불포화 지방산을 잘 섭취할수록 치매나 심혈관 질환을 예방할 수 있다. 피부를 탄력 있게 유지할 수 있게 도와주기도 한다.

불포화 지방은 오메가-3 지방산, 오메가-6 지방산, 오메가-9 지방산으로 나뉜다. 이 오메가 지방산은 인체에 꼭 필요한 영양소로 체내에서 만들어지지 않기 때문에 식품으로 섭취해야 하는 '필수 지방산'이다.

이 세 지방산은 성분을 함유한 식품도 서로 제각각이고, 체내에 흡수되어 수행하는 기능 또한 다르다. 일반적으로 오메가-3 지방산은 들기름이나 견과류, 생선 기름 등에 풍부하다. 오메가-6 지방산은 식물성 옥수수유, 홍화씨유, 해바라기씨유, 포도씨유 등에 많다. 그리고 오메가-9 지방산은 올리브유에 많다.

오메가-3가 알려지기 시작한 것은 북극에 사는 에스키모 인을 연구하면서부터다. 주식으로 생선 기름을 섭취하는 에스키모 인에게는 심장 질환이 없었는데, 그 이유가 생선 기름에 다량 들어 있는 오메가-3 성분 때문으로 밝혀졌다.

　오메가-3 지방산은 염증을 억제하고 혈관을 확장하며 피가 굳는 것을 방지한다. 혈중 콜레스테롤 농도를 떨어뜨리며 심장 질환을 예방한다. 또한, 오메가-3는 두뇌에 영양을 공급하는 '브레인 푸드'로 주목받고 있다. 머리가 좋아지는 DHA 혹은 EPA는 모두 오메가-3 지방산이다. 그 외에도 오메가-3는 당뇨병, 고혈압, 이상지질혈증, 자가면역 질환, 류머티즘 관절염, 암, 위궤양, 허혈성 심장질환 환자 등에게 특히 필요한 영양성분으로 비타민 C, E와 함께 섭취하면 흡수율이 높아진다. 무엇보다 모든 성인과 성장기 어린이, 청소년, 임산부에게 필요하다. 특히 신생아와 청소년은 정상적으로 성장하고 잠재력을 최대한 발휘할 수 있기 위해서라도 더 많은 양이 필요하다. 오메가-3가 부족하면 우울증, 정신분열증, 시력 저하, 심장 질환 등이 발생할 수 있다. 하루에 호두 6알, 고등어 한 토막, 들기름 한 스푼이면 권장량을 채울 수 있다.

　자동차에 비유하자면 오메가-3는 가속 페달 역할을, 오메가-6는 브레이크 역할을 한다. 그래서 오메가-6 지방산은 우리 몸속에 염증 반응을 일으키고 혈전을 만들어 피를 굳게 만드는 지혈 작용을 한다. 몸속에 나쁜 균이 들어왔을 때 염증 반응을 일으켜 이를 제거하도록 돕고, 출혈이 발생하면 피를 멈추게 한다.

오메가-6는 지나치게 섭취하면 염증 반응이 증가하므로 적절한 양을 섭취해야 한다. 오메가-6 지방산의 주된 성분인 리놀레산은 유방암을 포함해 종양 생성을 촉진한다는 연구결과가 나오기도 했다. 뇌 조직에 염증 반응을 일으켜 혈관을 손상시키거나 각종 퇴행성 뇌질환을 일으킬 수도 있다. 외식을 많이 하거나 가정에서 기름을 많이 쓴다면 오메가-6의 섭취를 줄일 필요가 있다.

오메가-9는 육류를 주로 섭취하는 사람들에게 좋은데, 콜레스테롤을 감소시키며 위산의 과다분비를 억제한다. 올리브유와 카놀라유는 오메가-9로 분류되는데, 올리브유 안의 올레산은 혈중 콜레스테롤을 낮추고, 동맥경화 촉진을 억제한다. 이 밖에도 올리브유에는 비타민 E와 카로틴 등이 함유되어 있고, 항암 효과가 있는 스쿠알렌이 다른 기름보다 30배나 많으며, 항산화 효과가 있는 폴리페놀은 비타민 C에 비해 20배가 많다.

한국영양학회는 오메가-6와 오메가-3의 적정 섭취 비율을 4대 1로 권장한다. 그런데 현재 서구식 식단이 들어오면서 20대 1로 크게 어긋나 있다. 이 두 지방산을 한 번에 섭취하는 방법은 강낭콩, 검은콩 등과 같은 콩류 섭취를 늘리는 것이다.

▶ 오메가-3 급원 식품: 등푸른 생선(청어, 연어, 고등어 등), 들기름, 아마씨, 호두, 콩 등

▶ 오메가-6 급원 식품: 참기름, 포도씨유, 옥수수 기름, 해바라기씨유, 달맞이꽃 기름, 돼지고기, 쇠고기, 닭고기 등

▶ 오메가-9 급원 식품: 올리브유, 현미유, 카놀라유, 참기름 등

● 영양소의 올바른 섭취 법 제대로 알아보기

- 갑상선 환자: 항산화 제품은 섭취 금지(셀레늄 성분이 갑상선 기능을 항진시킨다)
- 당뇨병 환자: 글루코사민과 홍삼 금지(당 성분이 많아서 혈당을 상승시킨다)
- 위궤양 환자: 제산제는 체내 칼슘과 인을 고갈시키고, 철분의 흡수를 방해한다. 위궤양 치료제는 비타민 B12, 엽산, 칼슘, 비타민 D, 아연, 철분의 흡수를 방해한다.
- 만성 두통: 마그네슘 섭취 금지(혈관을 확장시켜 두통이 악화된다)
- 흡연자: 베타카로틴 섭취 금지(비타민 A가 흡연자에게 암을 유발한다)
- 소염진통제: 비타민 C, 엽산, 칼륨, 철분의 흡수를 방해한다.
- 항생제: 비타민 B군, 유산균, 칼슘, 마그네슘, 철분과 상극으로 양쪽 모두의 약효를 떨어트린다.
- 고혈압 치료제의 칼륨, 골다공증 치료제는 마그네슘, 철, 칼슘과 상극이므로 복용 금지

- 식사 도중에 섭취하면 좋은 영양소: 오메가-3, 지용성 비타민(A · D · E · K)은 기름 성분과 만나면 흡수율이 높다. 위장에 음식물이 남아 있는 상태에서 섭취하면 흡수율이 높아진다.
- 공복에 섭취하면 좋은 영양소: 비타민 B12, 엽산, 철분, 유산균(음식물이 없어야 흡수가 잘 된다)
- 낮에 섭취하면 좋은 영양소: 홍삼, 코엔자임 Q10, 비타민 B 복합체 등(몸에 활력을 불어넣기 때문에 저녁보다는 활동량이 많은 오전이나 낮에 섭취하는 게 좋다)
- 밤에 섭취하면 좋은 영양소: 마그네슘(지방 분해와 피로 해소를 돕는다)

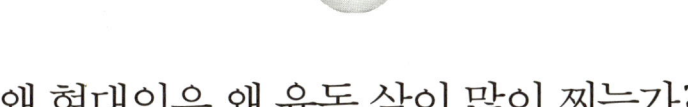

왜 현대인은 왜 유독 살이 많이 찌는가?

앞서 우리는 식탁의 오염으로 식사에서 얻는 영양소의 양이 턱없이 부족해졌다는 점을 살펴보았다. 그러면 영양 부족에 시달려 갈비뼈가 드러나야 정상인 거 같은데, 오히려 비만이 기승이다.

혹자는 과식과 운동 부족이 원인이라고 말하지만, 이는 부차적인 원인에 불과하다. 비만의 책임을 개개인의 식습관과 운동 부족으로만 돌리기엔 비만인 수가 지나치게 급격한 증가세를 보이고 있지 않은가. 과체중과 비만을 해결하려면, 이제 다각도에서 원인을 분석해야 할 때이다.

비만은 현대인의 생활방식이나 환경과 관련된 다양한 요인에서 발생한다. 현대 문명의 발전으로 편리해진 일상의 삶, 좋지 않은 식습관, 사는 곳, 수입과 교육 수준 등이 건강뿐만 아니라 삶의 질까지 결정한다.

● 현대 문명의 발전

현대화된 도시 생활은 사람들의 직업과 가족 구조까지 일상적인 삶의 모든 요소들을 바꾸어놓았다. 일과 운송 수단이 기계화되면서 별다른 움직임이 필요 없어졌고, TV 등의 문명은 소파에 앉아 보내는 한가한 시간을 늘려놓았다. 미처 자각하지 못한 사이에 육체 활동이 현저하게 줄어든 것이다.

즉 현대인은 많이 걷지 않고, 잘 움직이지 않고, 그다지 땀을 낼 필요가 없다는 점에서 편리한 삶을 영위하고 있지만, 자연에서의 삶에서 등을 돌린 대가로 비만, 만성질환이라는 이른바 문명병을 앓고 있는 셈이다.

● 거주 환경의 변화

난방이나 냉방이 잘 된 시설은 인체의 열량 소모를 감소시킨다. 춥거나 더우면 인체는 일정 온도를 유지 하기 위해 더 많은 열량을 소모하기 때문인데, 냉·난방 시설은 인체로 하여금 그런 수고를 덜 하도록 만든다. 때문에 냉·난방이 지나치게 잘되어 있는 곳에서는 신체 대사가 줄어들어 쉽게 살이 찐다. 또한 아파트와 같은 환경은 엘리베이터 시설, 효율적인 동선 등으로 움직임이 줄 수밖에 없다.

● 소득 수준의 격차

최근의 연구 결과에 의하면 비만의 원인은 소득 수준에서도 찾아볼 수 있다. 소득 수준이 낮을수록 비만과 과체중 인구가 많은 것으로 나타났는데, 이는 이들이 인스턴트식품을 더 많이 구매하기 때문이다. 이들에게 신선하고 영양가가 높은 유기농 채소나 과일은 값이 비싸고, 사는 지역에서 구매할 만한 가게를 찾기도 어렵다. 또한 신선한 음식 재료는 요리하는 데 시간도 많이 걸린다. 인스턴트 식품은 굽거나 데우기만 하면 바로 먹을 수 있는 반면, 신선 재료는 다듬고 씻고 데치고 볶고 양념을 해야 하는 등 조리과정이 번거롭다.

정부와 지자체의 역할이 중요한 이유도 이 때문이다. 최근 미국에서는 이들이 좀 더 건강한 식품을 구매할 수 있도록 주거지를 개선하거나 농산물 시장에서 편리하게 쇼핑할 수 있도록 방안을 마련해 누구나 신선하고 건강한 먹거리를 풍족하게 접할 수 있도록 해야 한다는 목소리가 높다.

● 생활 습관과 식습관의 변화

비단 저소득층이 아니라도 바쁜 사람들이 언제 어디서든 쉽게 먹을 수 있는 인스턴트 식품은 많은 사람들에게 편리한 식사를 제공한다. 또한 그 맛도 자극적이다. 이처럼 바빠진 생활과 자극적인 입맛이 비만 인구를 급격하게 증가시키는 데 큰 역할을 했다는 점에는 의문의 여지가 없다. 가령 삼겹살의 지방이 25%라면, 햄버거는 40%, 피자는 35%가 전체 열량 중 지방 비율이다. 더구나 자연식과 비교하면 몸에 해로운 중성지방과 고밀도 콜레스테롤이 지나치게 많다.

1977년 미국 의회는 '음식물 섭취 지침서'에 "즉석 가공식품에 의존하지 않는다."라고 명시했다. 이러한 지침서가 제출된 배경에는 심장 질환 사망률이 전체의 40%, 암 사망률이 25%나 된다는 보고가 있었다. 그릇된 식생활에서 비롯한 성인병 질환은 수십 년이 지난 지금까지 개선되기는커녕 오히려 더 심각해졌다.

특히 서구식 식단을 여과 없이 받아들이고 있는 개발도상국은 미국 이상의 문제점을 보이고 있다. 1960년대까지만 하더라도 비만 인구가 거의 없었던 중국은 2010년에 10% 이상이 비만 인구이며, 인도 역시 점차 비만 인구가 증가하는 추세이다.

● 식품 산업의 상업화

식품업체들의 마케팅도 무시할 수 없는 요소다. 특히 대형할인점이나 패스트푸드 산업은 국민의 건강을 인질로 잡고 있다. TV 광고에서는 인스턴트 식품을 마치 자연식보다 더 신선하고 영양가가 높은 것처럼 광고한다. 마치 사람의 몸에 좋은 것처럼 미화하기까지 한다. 그래서 사람들은 쉽게 광고를 믿고 대형할인점에서 음식을 사는데, 한 가지 잊지 말아야 할 점은 대형할인점은 재래시장과 달리 인스턴트 식품이 70~80%를 차지한다는 점이다.

다음은 도시에서 시골로 이사를 한 아무개 씨의 실화다.

생활이 좀 불편한 게 오히려 더 건강에는 좋다는 것을 시골에 와서 느낍니다. 슈퍼마켓도 차를 타고 나가야 있는지라 가공식품은커녕 외식도 거의 못하고 특히 배달 음식은 아예 못 먹어요. 남편은 화목 보일러를 때느라 장작을 패야 하고요. 그리고 텃밭을 일구면서 안 좋아졌던 몸이 건강해졌어요. 저 역시 밀가루 음식을 거의 안 먹게 되면서 둘째를 낳고 나서 첫째 때와는 다르게 산후 몸무게가 빠른 속도로 돌아왔어요. 음식 역시 덜 맵고, 덜 짜게, 조미료 없이 해서 먹고요. 도시에서의 생활은 많이 벌어서 많이 쓰고 나니 남는 게 없었어요. 비만도 소득수준과 관련이 있다지만, 전 많이 벌어서 많이 써야 하는 구조도 문제라고 봐요. 적게 벌고 적게 쓸 수는 없는지 저 스스로에게 던지는 질문입니다.

책에서 좋다고 말하는 유기농 채소는 값이 비싸지요. 하지만 우리가 먹는 채소는 텃밭에서 잡초와 함께 키우며 농약 없이 키웠어요. 집 밥은 시간과 정성이 필요하죠. 시간을 절약해 주는 편리함이 사실은 사람들에게 독이 되고 있어요. 사회의 많은 문제가 점점 개인의 문제가 아닌 구조적 문제로 변화되어 가고 있음을 시골에 와서 많이 느껴요.

어떠한가? 여러분의 삶과 이들의 삶은 어떻게 다른지를 확인할 수 있겠는가? 결과적으로 비만은 개개인의 의지 문제만으로는 해결이 불가능하다. 사회적 각성과 더불어 주변 환경 전체를 개선하기 위한 공동의 각성이 필요한 문제이다.

우리가 몰랐던 불편한 진실은?

　미국은 전 국민 중 64 %에 해당하는 1억 3,000만 명이 현재 비만이거나 과체중이다. WHO는 2010년, 전 세계 비만인구가 1억 5,000만 명이 넘는다고 발표했다.
　잘 알려져 있다시피 비만은 만병의 근원이며, 복잡한 현대 사회에서 비만을 해결하려면 다각도의 노력이 필요함에도 현실은 그렇지 않다. 우리나라의 대표적인 비만 관련 학회에서조차 지난 몇 년간 '열량을 제한하고 운동을 지속적으로 해야 한다'는 겉핥기 식 정보만 제공하는 데 그치고 있다. 이런 정보는 사실 비만을 줄이는 데 크게 이바지하지 못한다.

앞서 우리는 경제적으로 곤란한 이들일수록 고열량 음식을 찾아 최대한 빨리, 많이 먹는 것에 익숙해져 있다는 점을 살펴보았다. 또한 식습관이 인체 건강에 얼마나 중요한지에 대한 올바른 정보조차 갖고 있지 못한 이들도 적지 않다. 나아가 다양한 환경적 문제로도 비만은 발생한다.

즉 비만의 주원인은 과식과 운동 부족에 있으나, 결과적으로는 복잡한 요인들이 얽혀 있는 셈이다. 다음은 현대 생활에서 비만을 부르는 대표적인 생활습관의 현실을 지적한 것이다.

● **회식** : 직장인들의 회식은 비만의 큰 요인이다. 가장 많이 먹는 음식 중에 하나인 삼겹살과 소주를 돌이켜보라. 만일 직장에 다닌다면, 회식을 줄이거나 회식 문화를 바꾸지 않는 이상 비만의 위험에 노출되어 있는 셈이다.

● **수면 부족** : 깊은 수면은 면역 체계를 건강하게 해주고 호르몬 분비를 조절해 인체에 휴식을 가져다준다. 이 수면이 부족하면 심장이 나빠지고 뇌 활동이 방해 받으며 탄수화물 소화와 신진대사를 흐뜨려 체중 유지에 문제가 생긴다. 미국에서 실시한 조사를 따르면 수

면시간이 7시간 미만인 사람은 그 이상인 사람보다 체질량지수가 높은 경향을 띤다. 만성 수면부족이 호르몬 분비를 변화시켜 체중을 증가시키기 때문이다.

● **실내 온도** : 실내온도 또한 비만에 영향을 미친다. 인체는 춥거나 더우면 체온을 유지하려고 에너지를 연소하는데, 냉·난방 시설은 인간이 숨쉬기 운동만으로도 소모할 수 있는 열량을 연소할 기회를 놓치게 한다. 따라서 지나치게 쾌적한 온도로 생활하는 것보다는 냉·난방 시설 사용을 최소화할 필요가 있다.

● **약 복용** : 피임약을 비롯한 신경안정제, 고혈압 환자가 먹는 혈압강하제, 당뇨병 환자가 먹는 인슐린 등은 대부분 체중 증가를 불러온다. 문제는 체중 증가가 서서히 진행되어 아직 인식하지 못하거나, 마른 사람의 경우 이를 좋은 현상으로 바라보기도 한다. 당뇨환자에게 인슐린을 투여한 후 체중이 증가하는 것은 인슐린이 저혈당을 일으켜 식욕을 자극하기 때문이다. 또한, 고혈압 환자의 혈압강하제는 부종을 일으킨다. 혈압치료에 쓰는 베타차단제 역시 신진대사 속도를 느리게 해서 신체 활동 욕구가 줄어들고 살이 찐다.

● **출산** : 자녀를 많이 낳거나 늦은 나이에 출산한 여성일수록 비만이 될 확률이 높다. 또한 임산부가 당뇨가 있을 경우, 유전적으로 그 아이도 성인이 되면 비만이 될 가능성이 높다.

● **환경오염** : 화학물질에 노출되는 빈도가 증가하는 것도 비만 증가와 무관하지 않다. 인간의 호르몬은 체중을 조절하는 중요한 역할을 하는데, 환경오염은 인간의 호르몬 분비에 문제를 일으킨다. 또한 대부분 오염물질은 지방 친화적이다. 이 물질들이 독성이 강한 만큼 인체가 자체적으로 이것들이 혈관을 타고 돌아다니지 못하도록 지방에 저장하기 때문이다.

이처럼 비만에는 다양한 사회적 문제가 결합되어 있다. 만일 비만 형질을 유전으로 물려받았다면 어쩔 수 없이 개인의 숙명으로 받아들여야 할지 모르나, 현대 생활로 체중 증가, 수면 부족, 환경오염이나 약물로 인한 결과일 경우 정확한 정보와 지혜를 갖추면 얼마든지 예방과 치료가 가능하다.

건강하고 깨끗하게 먹는 법을 배우자

한국인은 밥심으로 산다는 말이 있는 만큼, 한국인이라면 누구나 밥을 먹는다. 하지만 이 세 끼 밥을 건강하고 깨끗하게 먹는 사람은 과연 몇이나 될까? 이 하루 세 끼에 건강한 삶을 평생 유지하게 하는 아주 기본적이면서도 중요한 방법이 담겨 있다는 것을 아는 사람은 과연 얼마나 될까?

건강한 세 끼로 제대로 된 밥심을 기르고자 한다면 다음의 질문과 해결책을 꼭 살펴봐야 한다.

● 아침은 챙겨 먹고 있는가?

하루 세 끼를 기본으로, 아침은 꼭 챙겨 먹어야 한다. 아침을 거르면 포도당을 에너지원으로 하는 두뇌가 제대로 활성화되지 못해 학습이나 일에 능률이 오르지 않기 때문이다.

특히 아침은 든든하게 먹을수록 좋다. 아침 식사는 하루를 위해 신진대사를 시작하고 지친 몸에 에너지를 주기 때문이다. 또한 연구에 따르면, 아침 식사를 거르는 사람은 균형 잡힌 식사를 하는 사람보다 더 뚱뚱하다고 한다. 적게 먹거나 끼니를 거르면 이를 보상하려고 과식하게 되기 때문이다.

● 음식에 대해 올바른 시각을 가지고 있는가?

건강한 식습관이란, 균형 잡힌 식단으로 차린 세 끼를 꼬박꼬박 챙겨 먹는 것을 말한다. 스트레스를 받을 때 폭식하거나 일일이 열량을 계산하면서 음식을 억제하는 식의 방법은 올바르지 않다.

또한 잘못된 식습관이 있다면 살펴서 교정해야 한다. 한 예로 여러분이 스트레스를 받을 때 인스턴트 음식을 먹는 경향이 있다면 대체 활동을 찾아본다. 양치질하거나 목욕을 하거나 친구와 수다를 떤다든가 하는 것도 좋은 방법이다.

● 거친 음식을 먹고 있는가?

　세계적으로 장수하는 사람들은 주로 거친 음식을 먹는다. 혀에는 달지 않을지라도 현미잡곡밥이나 딱딱하고 거친 호밀빵이나 통밀빵 등을 먹고, 과일은 껍질째 먹어 영양소를 완전히 흡수한다.
　세 끼 식사에 녹황색 채소가 빠지지 않도록 하고, 제철 과일을 반드시 먹는 것도 좋은 방법이다. 아기의 경우도 돌 이후부터 잡곡의 비율을 흰쌀과 반반으로 하고, 점차 통곡물로 먹는 습관을 들이면 좋다. 성인병에 빨간불이 켜진 현대인에게 거친 음식은 생활화되어야 한다.

● 적당한 양을 먹고 있는가?

　과식은 최근 수십 년 사이게 발생한 급작스러운 유행이 아니다. 인류의 음식 섭취량은 오랜 기간 동안 꾸준히 늘어났다. 급기야 접시의 크기가 60% 이상 커졌고, 그만큼 섭취량도 늘어났다.
　먹는 양이 많다 싶으면 음식을 작은 식기에 담는 것도 좋은 방법이다. 식기가 먹는 양을 결정하는 경우가 적잖다. 크건 작건 밥 공기 하나가 한 번에 먹는 양이 되기 때문이다. 식기를 줄이면 먹는 양에 큰 영향을 끼치고, 아울러 비만 제어와 건강한 체질을 유지할 수 있는 기회를 가질 수 있다.

● 충분히 물을 마시고 있는가?

인체에 충분한 수분은 포만감을 주고 건강에 대한 감각을 개선한다. 물은 의식하며 한 잔씩 마셔 주는 것이 좋다. 특히 배고픔과 갈증을 혼동할 수 있는 만큼 물을 잘 마시면 체중 조절에 이롭다. 배고플 때 물을 마시고 15분 후에도 여전히 배가 고프다면 그때가 식사할 시간이다. 다만 청량음료나 인공감미료가 든 음료를 피한다. 몸에 자극적일 뿐 아니라 백설탕보다 몸에 더 해롭다.

● 나트륨, 육류 섭취, 인스턴트 식품을 즐겨 먹는가?

짜게 먹는 습관을 없애고 음식 재료 본연의 맛을 음미하는 식습관을 들이면 체중 조절에 큰 도움이 된다. 또한 고기를 먹지 않는 날을 정하거나, 반대로 고기 먹는 날을 정해 두는 것도 육류 섭취 절제에 용이하다. 고기 대신에 두부나 콩류를 섭취하면 대부분의 한 끼 식단에 이미 충분한 단백질을 섭취할 수 있다.

마지막으로, 인스턴트 식품은 정제된 탄수화물, 설탕, 지방, 소금 덩어리로 만들어졌을 뿐 영양가가 거의 없다는 점을 반드시 기억해야 한다.

● 식품 구매 시 라벨을 읽는가?

식품을 살 때는 식품 성분이 간결한 제품, 유기농 제품이 좋다. 식품 업체들은 너도 나도 자신들의 제품이 건강한 식품인 것처럼 광고한다. 그럼에도 이들이 결국은 몸에 해로운 경화유, 트랜스지방, 설탕이 가득한 음식을 건강한 음식으로 팔려고 전력을 기울이고 있다는 점을 간과해서는 안 된다. 고소하고 부드럽고 바삭할수록, 즉 맛이 기가 막힐수록 해롭고, 내 입맛에 거칠고 많이 씹어야 할수록 몸에 좋다는 점을 기억한다.

한편 무지방이나 무설탕으로 분류된 음식의 경우 지방과 설탕을 뺀 대신 이 맛을 보강하기 위해 더 많은 화학물질을 함유했을 가능성이 높다. 따라서 겉 봉투의 큰 광고만 보지 말고 식품 성분 목록을 꼼꼼히 살펴보자.

● 수입산보다 국내산 식품을 먹고 있는가?

수입 채소나 과일은 긴 유통 과정으로 인해 보존제 등 더 많은 약품 처리가 필요하다. 그래야 싱싱한 과일을 유통해 판매할 수 있기 때문이다. 전문가들은 채소와 과일의 경우 잔류 농약보다 유통 과정상 어쩔 수 없이 약품 처리하는 것이 더 해롭다고 말한다. 이왕이면 유기농이 좋고, 수입품보다는 국내산을 될 수 있는 대로 구매해서 먹자. 수입품을 먹을 수밖에 없다면 씻는 데 더 세심히 신경 써야 한다.

식약청에서 국내산 과일을 여러 방법으로 씻어 본 결과 흐르는 물, 담근 물, 식초나 소금, 숯 등으로 잔류농약이 80% 제거됐다고 한다. 한 번에 100%까지 완벽하게 사라지진 않으므로 두 번 씻는 게 좋으며, 소금이나 식초로 씻으면 영양소가 파괴될 수 있으니 물에 담가두었다가 흐르는 물에 깨끗하게 씻는 것이 가장 효과적이다.

특히 껍질이 얇고 무른 과일은 병충해에 약해 농약을 상대적으로 많이 쓰는 만큼 가능한 유기농으로 구매한다. 복숭아, 사과, 딸기 등이 대표적이다. 반면 껍질이 두껍고 조직이 단단하거나 품종 자체가 병충해에 강한 수박, 파인애플, 바나나, 키위 등은 유기농이 아니어도 괜찮은 축에 속한다.

● 과일과 채소를 제대로 씻고 있는가?

▶ **바나나** : 바나나는 따자마자 꼭지를 보존제에 담그므로 흐르는 물에 씻는 것이 좋다. 꼭지 부분을 2㎝ 정도 잘라서 버린 후 먹는다.

▶ **딸기** : 잘 무르기 쉬운 딸기는 곰팡이 방지제를 뿌린다. 물에 1분 동안 담근 후 흐르는 물에 30초 정도 씻고 꼭지를 제거한다. 잔류 농약 수치가 가장 높은 딸기를 먹기 불안하다면 비타민 C가 풍부한 블루베리, 수박, 키위, 오렌지 등으로 대체한다.

▶ **오이** : 흐르는 물에서 스펀지로 표면을 문질러 씻고, 소금을 뿌려 문지르며 다시 흐르는 물에 씻는다.

▶ **포도** : 물에 담갔다가 흐르는 물에 잘 헹군다. 포도알 사이까지 걱정되면 일일이 떼거나, 포도송이의 가지를 작은 부분으로 나눠서 잘라가며 씻어낸다. 잔류 농약이 많이 남는 칠레산 포도보다는 제철에 나는 국산 포도를 구매한다.

▶ **사과** : 물에 씻거나 깨끗한 헝겊으로 닦아서 먹는다. 꼭지의 움푹 들어간 부분에 농약이 잔류하므로 반드시 제외하고 먹는다.

▶ **고추** : 끝 부분에 농약이 남아 있다고 알려졌으나 사실은 꼭지 부분

에 더 많다. 일정 시간 담갔다가 흐르는 물에 씻는다.

▶ **배추, 양상추, 양배추** : 겉잎에 농약이 잔류하므로 두세 장 떼어내고 흐르는 물에 씻는다.

▶ **깻잎이나 상추** : 잔털이나 주름이 많으므로 충분히 씻어야 하는데, 5분 정도 물에 담갔다가 흐르는 물에 한 장씩 씻어낸다.

▶ **파** : 파는 뿌리보다 잎에 농약이 더 많이 잔류하므로 시든 잎과 함께 외피를 떼어내 물로 씻어서 먹는다.

▶ **쑥갓, 시금치, 부추** : 흐르는 물에 씻고, 마지막 헹굴 때 여러 번 흔들어 씻는다. 끓는 물에 데칠 때는 뿌리부터 넣고 중간에 잎을 뒤집는다.

● 건강한 마음을 지키고 있는가?

건강해지고 싶은 집착과 스트레스가 오히려 건강을 해칠 수 있다. 스트레스에 잘 대처할수록 면역력이 높아진다는 것은 여러 실험을 통해 밝혀진 사실이다. 흙탕물을 맑게 하려면 맑은 물을 부어야 하듯이, 나쁜 생각이 들 때마다 좋은 생각을 많이 하자. 좋은 생각을 많이 하고 좋은 글을 많이 읽으면 정신이 맑아진다.

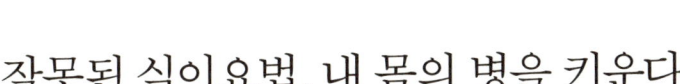

잘못된 식이요법, 내 몸의 병을 키운다

    식이요법이란 결국 올바른 식생활의 한 방법을 일컫는다. 최근 질병이나 비만으로 시달리는 많은 사람들이 질병을 개선하고 회복하기 위한 치료 방법의 하나로 식이요법을 선택한다. 다만 식이요법은 식품과 영양에 대해 올바른 이해와 정확한 지식이 반드시 필요하다.

    요즘 상황을 보라. 대중매체에서 이 음식이 건강에 좋다, 이 음식은 만병통치약과 같다는 말을 쏟아내면 다음날이면 그 식품이 동난다. 게다가 좋다는 음식이 너무 많아 오히려 헷갈린다. 또한 아무리 몸에 좋은 음식만 골라 먹어도 과식, 폭식, 과로, 스트레스, 흡연, 음주 등 몸에 해로운 것을 끊지 못하면 건강과는 이별해야 한다.

인체는 매일 수십 가지의 영양소를 흡수해야 하며, 아무리 좋은 음식도 그것 하나로는 이 모든 영양소를 충족할 수 없다. 나아가 과다 섭취하면 악영향을 가져오기도 한다.

오메가-3 지방산이 풍부한 들기름이 건강에 좋다는 이야기를 들은 70대의 한 노인은 식사 때마다 한두 수저씩 꾸준히 챙겨 먹었다. 역시나 변비가 개선되고 관절이 부드러워진 느낌이 들었고 일상에 활력이 생겼다. 그러나 평소보다 서너 배 이상의 지방을 섭취하게 되는 바람에 곧이어 고지혈증 환자가 되었다.

먹을 것이 부족했던 과거에는 '먹고 안 먹고'가 문제였다. 지금은 다르다. 어떻게, 언제, 얼마나 먹느냐에 대한 문제가 더 중요하다. 식이요법도 이런 상황이 가져온 변화인데, 만일 잘못된 정보로 식이요법을 하게 되면 다음과 같은 문제점을 가져오게 된다.

● **먹고 싶은 것을 억지로 참게 되면, 식이요법이 끝난 후 보상심리로 억눌렸던 식욕이 폭발해 요요 현상이 발생한다.** 또한 음식 먹는 즐거움을 잃고 음식 먹기를 부끄럽게 여기는 등 음식에 대해 부정적인 시각을 갖게 된다.

● **안정성이 검증되지 않은 식이요법을 무턱대고 믿게 된다.** 실제로 효과가 있는지, 적절한 실험을 거쳤는지 살펴보지 않은 채 잘못된 상식으로 내가 내 병을 키우게 된다. 한 예로 극단의 식이요법을 반복하면 철분과 칼슘 같은 영양소가 특히 부족해지고 이것이 장기적으로 건강에 문제를 일으킨다. 청소년은 성장에 문제가 생기며, 여성은 생리불순이나 무월경을 경험하게 된다. 장기간의 섭식장애는 골다공증과 같은 뼈 질환을 일으킬 가능성을 높인다. 대부분 다이어트가 열량 섭취를 줄이는 것을 목표로 하므로 섬유질 부족으로 변비가 생기거나, 전해질의 불균형, 탈모, 간 기능 장애 등 건강을 악화시킨다.

따라서 식이요법은 자신의 몸 상태에 맞게 균형 잡힌 프로그램을 선택해 시행해야 한다. 개인의 건강 상태, 질병의 유무, 비만의 정도에 따라 강조됨이 다르지만 근본원칙은 같다. 건강을 위해 필요한 음식을 선택하여 균형 잡힌 식사를 함으로써 적절하게 영양을 공급받아 현재의 상태를 개선하고 회복시키는 것이다. 그런 면에서 미국 영양사협회에서 내놓은 다음과 같은 경고는 의미가 있다.

● **체중을 조절하기 위한 획기적인 식품이나 음식은 지구상에 없다.**
● **일부 식품군의 섭취를 엄격히 제한하면 체중이 감량되는 것이 아니라, 영양 불균형을 초래하여 건강만 해친다.**

● 특정한 음식이나 다이어트 식품을 사는 행위는 체중을 줄이는 것이 아니라, 지갑 무게만 줄인다.

제 **5** 장

실천에 따라 달라지는
내 몸의 변화들

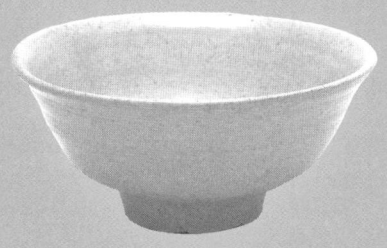

백세인의 건강법은 따로 있다

학계에선 2020년에 태어나는 아이들은 100세를 넘길 것이며, 2050년에는 세계인의 평균 수명이 100세를 웃돌 것으로 예상하고 있다. 그리고 이처럼 평균 수명이 늘어남에 따라 건강에 대한 새로운 패러다임이 생겨나고 있다. 단순히 오래 사는 게 아니라, 얼마나 건강하게 오래 사느냐가 화두가 된 것이다.

100세를 산다는 건 이제 꿈이 아니라 현실이 되어 가고 있다. 본인이 선택하고 원하고 노력하면 얼마든지 도달할 수 있는 나이다. 100세 이상이 되어서도 건강한 심신을 유지하며 인생을 즐기고, 후손에게 무언가 남겨주는 인생을 살아가고 있다면 얼마나 멋지겠는가?

세계 여러 나라의 학자들이 장수하는 사람들을 오랜 기간 연구한 결과, 몇 가지 공통점을 밝혀냈다. 이 백세인들은 혈관과 뇌가 건강하고 주변 사람들과 적절한 관계를 맺고 있는 것으로 나타났다. 100세라는 나이에도 건강한 신체를 유지하고 있으며, 여전히 왕성한 신체적인 활동을 하며 독립된 생활을 즐기고 있었던 것이다. 더 구체적으로, 이들의 사는 모습은 다음과 같았다.

우선 이들은 일생 동안 무리하지 않는 선에서 몸을 움직이며 부지런히 살아왔다. 건강은 우월한 유전 인자도 중요하지만 무엇보다 규칙적인 생활습관에서 나온다. 이 백세인들은 매일 30분 이상 걷거나 채소와 과일을 매일 섭취하며 소식하였고, 금연과 적절한 음주를 하며, 늘 웃음을 잃지 않았다. 일반인도 다음과 같은 백세인의 생활 습관을 따라하면 백세인의 대열에 합류할 수 있다.

● 계속 일한다

미술이나 음악을 하는 예술가나 시인, 작가 중에 오래 사는 사람이 많다. 새로운 아이디어를 끊임없이 생각해 내야 하고, 언젠가 결실을 보고야 말겠다는 강한 의지로 작업을 하기 때문이다. 실제로 갑작스

레 일을 그만두면 우울증, 비만이나 만성 질환에 걸리는 비율이 급상승한다.

이처럼 일은 생존을 위한 기본 조건이면서 장수의 조건이다. 육체노동이건 정신노동이건 노동과 함께 일생을 보내는 근면한 사람들이 장수한다. 나이가 들어서도 정신노동을 꾸준히 하면 뇌의 기능이 유지되어 잘 활동한다. 나이가 많아지면서 뇌 신경세포는 노화로 인해 줄어든다고 해도 정신노동을 꾸준히 하면 신경세포가 발달되고 정신 활동도 원만하게 보장된다. 가령, 성장기 아이들은 어른보다 뇌 신경세포가 훨씬 많다. 그러나 정신능력은 어른에 비해 낮다. 뇌는 머리를 쓰면 쓸수록 발달되기 때문이다. 이는 늙어서까지도 이어진다. 꾸준한 정신노동은 뇌 건강에도 좋고 장수에도 이롭다.

육체노동도 마찬가지다. 일손을 놓지 않고 자신의 힘에 맞는 일을 계속하면 뼈와 근육이 튼튼해진다. 위축된 근육이 부드러워지면서 온몸 구석구석까지 피가 순환되어 산소와 영양소 공급이 원활해진다.

백세인들은 텃밭에서 채소를 가꾼다든가, 운동을 한다든가, 책을 읽으며 공부한다든가, 하던 사업에 관여하면서 은퇴하지 않고 일한다든가, 악기를 연주한다든가 하는 등 매일의 생활이 규칙적이다. 실로 백세인의 80% 이상이 젊었을 때부터 사회활동을 해 왔거나 자신만의 관심사로 꾸준히 취미생활을 해 왔다. 이처럼 백세인은 인생을 즐기며 에너지를 긍정적인 곳에 쓰는 인생을 산다.

● 하루 30분 이상 걷기

매일 적당히 운동하면 체력을 유지하고 노화를 방지할 수 있다. 배드민턴이나 탁구와 같은 운동보다는 매일 십 분씩 체조하고 걷는 습관을 들이는 것이 좋다. 특히 중년기 이후에는 일상적인 체조와 걷기 운동을 습관으로 들여야 한다.

걷기는 하루 30분 이상, 4km 이상을 정해진 시간에 알맞은 속도로 걸어야 운동 효과가 나타나지만, 그렇다고 처음부터 극성스럽게 할 필요는 없다. 그저 동네를 산책하는 정도로도 충분하다. 운동하면 기분이 좋아지고 면역력을 높여 주며 순환기의 기능을 강화하고 뼈를 건강하게 한다.

특히 노화는 하체에서 온다. 걸음을 잘 걷지 못하면 급격하게 노화가 진행된다. 하체가 빈약해지거나 사고로 다리를 못 쓰게 되는 노인을 보면 걷지 못하게 되고 어느새 드러눕다가 세상을 뜨는 일이 종종 있다. 걸을 힘만 있으면 웬만해서는 쓰러지지 않는다.

● 하루 세 끼 소식하기

적잖은 사람들이 단백질, 지방, 당은 과다 섭취하는 한편, 비타민과 미네랄이 부족한 불균형한 식단에 익숙해져 있다. 때문에 영양 과잉 시대에서 영양 부족 질병으로부터 고통 받고 있다.

건강하게 살고 싶다면, 당분이 많이 든 탄산음료와 인스턴트 식품을 먹지 말아야 한다. 특히 영양소가 결핍된 흰색 음식(빵, 밀가루, 설탕)을 피하고, 색깔이 다채로운 과일과 채소, 콩, 견과류, 영양소가 풍부한 현미밥과 자연식 위주의 식단으로 식사한다.

하루 세 끼 소식을 기본으로, 아침에는 제대로 갖추어진 균형 잡힌 식사를 한다. 점심은 보통 수준으로, 저녁은 가볍게 먹는 습관을 들이되 세 끼 모두 소식이 몸에 배야 한다. 지방이 많이 함유된 식품을 적게 먹고 화학정제소금 섭취를 제한한다.

> **알고 있나요**

소식이 우리 몸에 좋은 이유는

장내 세균에 중요 역할
소식은 장 내 세균에게 건전한 생활환경을 부여하는 중요한 역할을 한다. 병원균 등이 장 내로 침입해도 건전한 세균의 존재로 인해 번식하지 못하고 체외로 배설되어 버리는 등 유익한 기능을 하고 있다.

다이어트가 절로 된다.
소식을 하면 몸 속에 저장돼 있는 지방을 에너지로 쓸 수 있기 때문에 지방 감량이 일어나 비만을 치료하고 예방하는 효과가 있다.

만성피로 해소에 좋다.
소식을 실천하면 만성피로가 없어지고 몸이 가뿐해진다. 우리 몸의 에너지 효율이 높아지기 때문이다.

면역력이 높아진다.
소식을 하면 백혈구의 기능이 좋아지기 때문에 면역력도 좋아져 잔병 치레를 잘하지 않게 된다.

> 피부가 좋아진다.
> 대부분의 피부 트러블은 염증이나 피지 때문이다. 이러한 피지를 만드는 것이 바로 지방이다. 따라서 이러한 지방의 과잉 축적을 막으려면 적게 먹는 것이 가장 좋은 방법이다.
>
> 우리 몸의 독소를 배출한다.
> 몸 속의 독소는 지방세포에 축적되어 있다. 따라서 지방이 감소되면 해독 효과를 기대할 수 있으며 장의 연동운동이 촉진돼 소화 장애가 해소되고 변비 또한 해결될 수 있다.

● 하루 6시간 수면을 해야 한다

자는 시간을 아껴 하루 몇 시간을 더 버는 대신, 잘 자고 인생 몇 년을 더 사는 쪽이 현명하다. 수면은 인체가 세포를 관리하고 치유하는 시간으로, 기본적으로 여섯 시간은 자야 한다. 매일 같은 시간 잠자리에 들어 같은 시간에 일어나는 습관은 몸의 균형 상태를 일정하게 지켜 주는 좋은 습관이다. 세계 여러 나라에서 장수하는 사람들을 보면 일찍 자고 일찍 일어나는 습관을 가진 사람들이 많다. 이들은 일찍 일어나 맑은 공기를 마시며 산책을 하거나 운동을 했으며, 아침을 먹고 하루를 활기차게 시작했다.

● 인생을 즐겁게

사랑하는 마음은 면역 기능을 강화시킨다. 사랑은 주는 사람과 받는 사람 모두의 마음을 치유해 주는 효과가 있다. 뇌세포를 재생시키고, 엔도르핀을 만들어 각종 궤양을 치료하고, 면역력과 기억력을 증진시키고, 세포를 젊게 해준다. 용서를 잘하는 사람도 건강하다. 원한을 품어 화병을 스스로 만드는 사람보다 심신 양쪽에서 건강하다.

사람은 긍정적인 반응을 보이거나 웃을 때 세로토닌이라는 호르몬이 활성화된다. 이 호르몬은 면역계를 튼튼하게 하는 행복 호르몬이다. 웃을 일이 없어도 미소를 짓는 것만으로도 얼굴의 웃음 근육이 움직이며 뇌가 자극되어 기분이 좋아진다.

웃음은 모르핀에 가까운 진정 작용을 갖고 있다. 엔도르핀의 분비를 촉진하고 호흡에 의한 산소와 이산화탄소의 교환을 네 배로 촉진한다. 소화관 계통을 건강하게 하고, 변비에 효과가 있다. 그래서 웃으면 건강해지고, 복이 오는 것이다.

백세인은 성격이 좋고 성실한 사람이 많고 스트레스를 잘 풀어 간다. 성격은 주변 상황에 대처하는 방식에 따라 얼마든지 변할 수 있다. 젊어서부터 스트레스에 대처하는 방법을 잘 찾아서 즐기면 좋다. 각종 취미생활을 즐기거나 친구나 가족과 정기적으로 접촉하고, 늘 웃음을 잃지 않으며, 작은 것에도 감사하는 마음을 가지는 것이다.

또한 이들은 인생은 주어진 만큼 충실하게 살아가는 것이 도리라는 것을 깨달은 사람들이다. 어떤 일에도 과잉 반응을 보이지 않으며 현실적으로 대처해 나간다. 융통성이 있어 변화에도 잘 적응하며, 불필요한 에너지 낭비를 막고 건강하고 긍정적인 쪽으로 반응한다.

● 대한 암협회에서 발표한 암 예방 수칙 14가지

1. 편식하지 말고 영양분을 골고루 균형 있게 섭취한다.
2. 황록색 채소를 주로, 과일 및 곡물 등 섬유질을 많이 섭취한다.
3. 우유와 된장국의 섭취를 권장한다.
4. 비타민 A, C, E를 적당히 섭취한다.
5. 이상 체중을 유지하기 위하여 과식하지 말고 지방분을 적게 먹는다.
6. 너무 짜고 매운 음식과 너무 뜨거운 음식은 피한다.
7. 불에 직접 태우거나 훈제한 생선이나 고기는 피한다.
8. 곰팡이가 생기거나 부패한 음식은 피한다.
9. 술은 과음하거나 자주 마시지 않는다.
10. 담배는 금한다.
11. 태양광선, 특히 자외선에 과다하게 노출하지 않는다.

12. 땀이 날 정도의 운동을 하되 과로는 피한다.
13. 스트레스를 피하고 기쁜 마음으로 생활한다.
14. 목욕이나 샤워를 자주하며 몸을 청결하게 한다.

● 미국 암협회에서 추천하는 암 예방 수칙 10가지

1. 몸무게를 적당히 유지하라.
2. 음식을 골고루 먹어라.
3. 매일 다양한 채소와 과일을 섭취하라.
4. 빵, 파스타, 곡물, 채소, 과일 등 고섬유질 음식이 좋다.
5. 지방질 섭취를 줄여라.
6. 술을 절제하라.
7. 소금에 절인 음식을 삼가라.
8. 적당한 운동을 하라.
9. 담배를 피우지 마라.
10. 가공식품의 섭취를 줄여라.

● **일본 후생성에서 추천하는 암 예방 수칙 9가지**

1. 소금기가 많은 음식을 피한다.
2. 소식(小食)으로 열량 섭취량을 줄이며 지방을 적게 먹는다.
3. 녹황색 채소(당근, 호박 등)나 감귤 등 비타민 C가 풍부한 음식을 먹는다.
4. 알코올을 과도하게 마시지 않는다.
5. 도정한 쌀보다 현미를, 콩류, 버섯류 등 식이섬유가 풍부한 음식을 먹는다.
6. 열량이 많은 음료와 음식을 피한다.
7. 검게 탄 고기나 생선은 피하는 것이 안전하다.
8. 편식과 같은 음식을 반복해서 먹는 것을 피하고 균형 있게 먹는 것이 좋다.
9. 규칙적인 식사를 하고 잘 씹어 먹는다.

세계적으로 유명한 장수촌의 비결은 무엇인가?

장수하는 사람이 많은 장수 마을에는 특별한 비법이 있다. 장수촌은 해당 지역의 주민 10만 명당 100세 이상자가 30명 이상인 지역을 말하며, 대표적으로 구소련의 코카서스 지방, 남미 에콰도르의 빌카밤바, 파키스탄의 훈자 마을, 중국의 신강성 위구르(실크로드 지역) 지방이 세계 4대 장수지역으로 불린다. 이들 지역의 주민들은 대개 100세를 넘는 장수를 누리고 있다. 그렇다면 이들의 장수 비결은 무엇인지 살펴보자.

● 구소련의 코카서스 지방

1978년 자료를 보면, 그루지야와 아제르바이잔에는 100세 이상 노인이 1,800명, 나고르노카라바흐 자치주에는 인구 10만 명당 147명이다. 세계 제1위 장수촌으로 유명한 아브하지아는 인구 340만에 100세 이상 노인이 3,100명이나 된다.

이 지역에는 특히 장수 부부가 많이 산다. 많은 부부가 60~70년 동안 함께 살았으며, 100세 부부로 소문난 부부 이스리위스(남편, 125세), 하피나(부인, 121세)는 106년 동안 결혼생활을 함께했다. 학자들도 이러한 조사 자료에 기초해 건전한 가정이 장수비결의 하나라는 결론을 내렸다.

코카서스 지방은 해발 약 4,000m 정도 되는 코카서스 산줄기가 동서로 병풍처럼 뻗어 있어 북쪽에서 불어오는 찬바람을 막아준다. 날씨는 매우 따뜻하며 겨울에도 4℃ 아래로 내려가지 않고 연중 갠 날씨가 300일 이상 계속된다. 또한 한대와 아열대 및 열대식물이 무성하게 자라고 있어 예로부터 휴양지로도 유명하다.

코카서스 인의 장수 비결은 첫째, 소식이다. 이 지역의 사람들은 채소와 과일을 충분히 섭취하며, 과일은 껍질과 씨까지 섭취한다. 과일 껍질에는 섬유소가 많고, 과일 씨에는 불포화지방이 많으므로 아주 효율적인 식사법이다.

또한 이곳은 목축업을 주로 하므로 우유 제품이 많다. 아침저녁으로 요구르트를 만들어 먹는다. 돼지고기를 제외한 양, 소, 닭고기를 먹는데 데쳐서 먹기 때문에 지방을 뺀 질 좋은 단백질만 섭취하는 셈이다.

아침 식사는 많이, 저녁 식사는 간단히 하며, 차를 즐겨 마신다. 물은 코카서스 산맥에서 내려오는 미네랄이 풍부한 알칼리수를 마신다. 무기미네랄과 산소가 풍부한 알칼리 육각수는 익히 몸에 좋다고 알려져 있다.

또한 이 지역에서는 노인도 매우 바쁘게 활동한다. 온 식구가 노인을 존중하고 공경하며 그에게 생의 의미를 부여한다. 즉 가족과 벗에 둘러싸여 노인이 돼서도 자신을 필요한 사람으로 대해 주는 노인 공경의 문화도 이들의 장수 요인 중에 하나라고 할 수 있다.

● **에콰도르의 빌카밤바**

최근 자료에 의하면, 이곳은 인구 10만 명당 100세 이상 노인은 30명 정도라고 한다. 여자들은 60세까지 출산을 하는 것이 보통이고,

산모의 30%가 45세다.

빌카는 인디언 말로 '신성한', 밤바는 '마을'을 의미한다. 빌카밤바는 '영원한 봄'이라고 불리는 온화한 기후가 특징이다. 연평균 21℃ 정도로 곡물, 과일, 채소가 사시사철 잘 자란다. 만당고 계곡에서 흘러내려 오는 물은 미네랄이 이상적으로 균형을 이루고 있어서 특히 뼈를 튼튼하게 해준다. 주변은 높은 산으로 둘러싸여 있으며, 아카시아와 비슷한 월코 나무가 산소를 만들어내고 공기를 정화한다.

이 지역 장수 노인들은 대가족으로 살아가며, 마른 체격을 잘 유지하고 있다. 음식은 콩을 많이 먹으며, 보리, 밀, 감자, 채소와 과일, 요구르트도 즐겨 먹는다. 달걀, 기름, 설탕은 될 수 있으면 먹지 않는 습관을 가졌다. 즉 자연이 주는 온화한 날씨와 맑은 공기, 깨끗한 물 그리고 온순한 마음이 이 지역의 장수 비결로 알려져 있다.

● **파키스탄의 훈자 마을**

파키스탄은 비교적 수명이 짧은 나라로 알려져 있지만, 이곳에 세계적인 장수촌이 하나 있다. 바로 훈자 마을이다. 훈자는 해발 6,000m 이상인 카라코룸 산줄기로 둘러싸인 분지로, 빙하가 녹아내리는 훈자 강을 끼고 있다. 해발 2,500m에 자리 잡고 있으며 산으로 둘러싸여 기후가 비교적 온화하고 건조한 편이다.

이곳 사람들의 주식은 밀, 보리, 콩 등이며, 좋아하는 음식은 버터, 밀가루 빵, 요구르트에 양의 젖과 설탕을 넣어 만든 라씨 등이다. 특히 신선한 채소와 과일을 많이 먹는데, 채소는 생으로 주로 먹고 과일은 껍질과 씨까지 다 먹는다. 심지어 살구도 씨까지 먹는데, 겨울에는 말린 살구를 먹고, 살구 씨는 기름을 짜서 먹는다. 살구 씨에는 항노화 비타민 E와 동맥경화증 예방에 좋은 리놀렌산이 풍부하다.

특히 이 지역의 명물은 바로 물이다. 수천 년간 쌓인 빙하가 녹으면서 회색빛 생명수가 흘러나오는데, 이 물을 마시면 100년 장수한다고 하여 '전설의 물' 이라고도 불린다. 철, 망간 등 미량 원소가 많이 들어 있어 알칼리성을 띤다. 이곳 사람들은 이 만년설이 녹아내리는 계곡물로 농사를 짓고 가축을 키우고 자신들도 마신다. 천연의 미네랄 음료를 말 그대로 매일 먹고 마시는 셈이다.

이곳 사람들의 장수 비결은 온화한 기후와 물, 신선한 채소와 과일을 껍질째 먹는 식습관, 나아가 문명의 편리함을 벗어던지고 대자연 속에서 여유롭게 살아가는 삶의 방식이라고 볼 수 있다.

* 훈자 마을이 장수촌에서 사라져가고 있다!

훈자 마을은 히말라야 고산지대로 오염이 없는 청정지역으로 유명하다. 전통적으로 채소, 과일, 견과류를 먹으며 육류는 일 년에 한 번, 새해 첫날에만 양고기를 먹었다. 하지만 훈자 마을의 아름다운 천혜의 자연경관이 잇따라 미디어에 소개되면서 도로가 건설되고 관광객이 급증하기 시작했다. 나아가 서구식 정크 푸드가 들어오고 주민들도 이 맛에 길들여지면서 식탁 위의 먹을거리가 변하기 시작했다.

나아가 채식보다 육식을 먹는 비중이 높아지면서 성인병이 급증하고, 얼마 되지 않아 과거에는 없었던 병원과 약국까지 생겨났다. 결국 무병장수국으로 이름을 날렸던 훈자 마을은 장수촌 대열에서 서서히 밀려나기 시작하였다.

훈자 마을의 사례에서도 볼 수 있듯이 식습관은 장수에서 가장 중요한 요인이며, 고열량의 육류, 설탕, 소금이 장수의 원흉임이 자명하다.

● 중국의 신강성 위구르 지구

주민 10만 명당 100세 장수자가 코카서스는 60명, 파키스탄의 훈자는 28명, 에콰도르의 빌카밤바는 30명이다.

중국 신강성 위구르 지구의 경우 주민 10만 명 당 100세 인구가 72명 정도로 추산된다. 위의 세 지역이 전반적으로 온화한 기후를 자랑

한다면, 위구르 지역은 땅이 메마르고 건조하고 추운 반사막과 다름없는 기후조건을 갖고 있다.

그럼에도 이 지역에는 중국의 100세 장수자 20% 이상이 살고 있는데, 사막 지대이긴 하나 도시와 멀리 떨어져 소음과 공기 오염이 없기 때문이다. 이곳 노인들은 대부분 소수 민족으로 육체노동에 종사하며 해가 뜨고 지는 시간에 따라 일과를 시작하고 마친다.

요리법과 음식 구조 자체는 단순한 편이지만, 영양가가 매우 높다. 양고기를 즐겨 먹는데, 굽는 대신 물에 푹 삶아 기름을 뺀 다음 국물은 버리고 살코기나 연골 부위 등만을 골라 먹으며 절대 태워 먹지 않는다. 주식으로는 옥수수 가루로 얇게 구운 빵을 먹으며, 차를 즐겨 마신다. 과일과 채소 섭취량 또한 많다. 많이 먹는 과일은 살구, 복숭아, 사과, 포도, 수박 등이다.

특히 이 지역은 살구 씨 기름으로 요리를 하는데, 살구 씨 기름은 동맥경화 예방에 좋으며 비만을 방지한다. 또한 이슬람교 신봉자들이 많아 술을 마시거나 담배를 피우지 않는다. 실로 이 지역 사람들은 살찐 사람이 거의 없다.

즉 이 지역 노인들의 장수 비결은 채소와 과일, 견과류 등을 위주로 한 식생활과 열심히 일하고 여유 있게 생활한다는 점을 들 수 있다.

● 우리나라의 장수촌

100세 이상 장수 노인이 가장 많이 사는 지역은 전남, 2위는 제주, 3위는 전북이다. 전북에서 특히 순창군, 전남 담양·구례·곡성군 등이 장수촌으로 꼽히는데, 이 4개 군은 85세 이상 인구 비율이 유난히 높고 지리적으로도 연결돼 있어 '장수 벨트'로 불린다.

장수 벨트는 소백산맥과 노령산맥을 잇는 산간 지역으로 맑은 공기와 청정 지하수가 흘러넘치는 쾌적한 농촌 지역이다. 평균 표고는 약 300미터로 평균 60미터가 더 높고, 기온은 13.7도로 전국 군 평균보다 1도 높으며, 강수량은 적은 편이다.

이중에 전북 순창은 전국 1위의 장수촌으로 인구 10만 명당 100세인 비율이 전국 최고 수준인 29명으로 추산된다. 이 지역에 사는 사람들은 농사를 짓거나 밭을 경작하여 먹을거리를 자급자족하며, 하루 9시간 이상 자고, 과일과 채소류를 즐겨 먹는다. 인근 지리산에서 채취한 산나물과 밭에서 재배한 콩과 버섯도 자주 먹는 식품이다. 밥은 잡곡이나 쌀밥을 먹고, 된장찌개와 고추장 같은 장류는 매일 섭취한다. 유제품과 육류는 대체로 꺼리는 편이다.

대부분의 백세인은 된장을 즐겨 먹었다. 된장은 항암 작용이 뛰어나며, 면역력 증강에 매우 좋다. 인슐린 수치를 떨어뜨리는 효과가 있어 당뇨환자에게도 효과적이다. 또한 어떤 음식에나 잘 어울리고 한국인의 입맛에도 잘 맞아 최고의 장수 식품이라 할 수 있다.

또 하나의 장수촌인 제주도는 세계 최고의 장수촌인 일본 오키나와처럼 섬이라는 지리적 특성을 가진다. 또한 돼지고기를 즐겨 먹는다는 점도 오키나와와 비슷하다. 돼지고기는 삶아서 먹으면 기름기가 상당 부분 제거될 뿐 아니라 해독작용이 커서 황사가 심할 때 먹으면 공해물질을 배출하는 데 큰 도움을 준다. 돼지고기는 양질의 단백질뿐 아니라 비타민 B군이 풍부해 피부와 건강에 좋다. 특히, 불포화지방산이 풍부해서 혈관에 콜레스테롤이 축적되는 것을 방지해 성인병을 예방한다.

우리나라 백세인의 식습관을 보면, 주식으로는 잡곡밥이나 흰 쌀밥을, 반찬은 나물류를 많이 섭취하는 것으로 보인다. 또한 김치, 간장, 된장, 고추장, 청국장 같은 발효식품이 매 끼니마다 빠지지 않는다. 나아가 우리나라 백세인은 필요한 열량만 섭취하고 절대로 과식하지 않으며, 몸에 무리가 가지 않는 한도에서 매일 일을 한다. 또한 자신의 건강에 대해 낙관적으로 생각하는 것도 우리나라 백세인들의 특징이다. 즉, 이들은 자신의 건강이 아주 좋다고 생각하며, 실제로도 매우 건강한 편이다.

● 세계 장수촌의 공통점

1. 편식하지 않고 하루 세 끼 소박한 음식으로 소식한다.
2. 일찍 자고 일어나는 규칙적인 생활을 한다.
3. 쉬지 않고 일하며 몸에 무리가 가는 심한 노동은 하지 않는다.
4. 낙천적이며 여유로운 성품을 지녔다.
5. 문명의 이기와 환경오염에서 벗어난 아름다운 자연환경에 둘러싸여 산다.
6. 자연 고유의 음식만 섭취한다.
7. 발효식품을 자주 먹는다.
8. 평생지기 친구나 배우자가 있다.
9. 금연하며 술은 적당히 마신다.
10. 장수에 집착하지 않으며 건강하다고 생각하며 산다.

마음이 병을 치료한다

전 세계에서 우리나라에만 있는 독특한 병이 있다. 바로 화병이다. 1996년 미국 정신과 의사협회도 우리의 화병을 발음 그대로 'hwa-byung'으로 정의하고 이를 한국문화 관련 증후군의 일환인 스트레스 장애로 분류한 바 있다.

화병은 보통 책임감이 강하며 감정 절제를 잘하는 내성적인 사람들에게 많이 생긴다. 더구나 우리나라는 현재까지도 유교 사상의 영향을 받는 문화권이다. 무슨 일이 생겨도 묵묵히 참아내야 하고, 겸손이 미덕이며, 양심적이고 도덕적이기를 바라는 성향이 짙다.

이 화병은 마음의 병으로만 끝나는 것이 아니다. 화병은 분노 증후군의 일종으로 평소 분노를 가슴에 담아두면서 서서히 축적되어 분노, 억울함 등의 격한 감정과 함께 답답함, 불안, 두통, 치밀어 오르는 욱함 등을 동반한다. 문제는 화병의 경우 정확한 원인도 치료방법도 없다는 점이다.

　예로부터 병은 복잡한 마음에서 생기며, 마음이 안정되면 절로 병이 낫는다는 말이 있다. 질병의 원인에는 생활 습관, 발암 물질, 환경오염, 해로운 음식 등 여러 가지가 있지만, 복잡한 마음의 상태인 스트레스도 가장 큰 원인으로 지목되고 있다. 스트레스를 받으면 자율신경계에 지속적으로 긴장을 초래해 정신적으로나 신체적으로 기능 장애가 발생하고 면역력이 떨어진다. 또한 스트레스 호르몬이 지방을 체내에 축적해 비만을 일으키기도 한다.

　마음의 병이라는 감옥에 갇혀 통증에서 벗어나지 못한다면 심리적 조절이 필요하다. 그중에 하나가 바로 플라세보 효과다.

　이 플라세보 효과란 일종의 '긍정적 믿음'이 가져오는 효과로 아무 효능 없는 약이라도 그것이 병을 치료한다고 믿고 복용하면 신기하게 병이 낫는 결과를 가져오기도 한다. 반대로 좋은 효능이 있는 약을 처방해도 환자가 의사와 약의 효과를 믿지 못하면 상태가 나아지지 않는 경우도 있다. 한 예로 암으로 시한부 판정을 받았음에도 암을 이

겨낸 사람들을 보면, 대부분 암을 두려워하지 않는 긍정적인 마음이 큰 영향을 미쳤음을 알게 된다. 반대로 건강한 사람이라도 오진으로 말기 암을 선고받으면 금세 중환자처럼 앓아눕기 시작해 몸이 망가지게 되는 경우도 있다.

믿음의 힘은 우리 마음뿐만 아니라 광범위한 질병과 죽음에까지 영향을 끼친다. 플라세보 효과를 마음속으로 받아들이고 긍정적인 마음으로 살면 더 건강해질 수도, 더 행복해질 수도 있으며, 불가능이라고 여겼던 많은 일을 이뤄낼 수 있음을 기억해야 한다.

*** 낙관주의자가 비관주의자보다 더 오래 산다!**

낙천적인 성품을 지닌 사람이 그렇지 못한 사람들보다 50% 이상 오래 산다는 연구 결과가 있다. 낙천적인 성품은 건강에 유익한 작용을 하며, 면역체계를 강화시킨다. 긍정적인 마음과 태도는 궁극적으로 질병에 맞서 싸우는 능력을 길러 준다. 긍정적이고 낙관적인 인생관이 결국 건강과 장수에 좋다는 얘기다. 건강하다는 것은 통증이나 질병에서 해방되는 상태가 아니다. 진정한 의미에서 건강은 인생의 즐거움을 누릴 수 있는 건강한 신체와 정신을 유지하는 것이다. 다음은 우리가 실생활에서 보이는 낙관적 태도와 비관적 태도를 분류해 본 것이다. 우리는 어느 쪽과 가까운가?

- 실패에 맞닥뜨렸을 때, 비관주의자는 앞으로도 계속 일어날 일이라고 생각한다. 낙관주의자는 지금 일어났을 뿐이라고 생각하고 실패를 반복하지 않으려고 생각한다.

- 성공을 이뤄냈을 때, 비관주의자는 가끔 일어난 이 일에서만 운이 좋았다고 생각한다. 낙관주의자는 앞으로도 성공할 수 있고 다른 일에서도 더 잘할 수 있다고 생각한다.

- 결혼생활에서 비관주의자는 끊임없이 상대를 자신에게 맞추려고 하며 비난한다. 낙관주의자는 상대방을 지지하고 격려한다.

- 더 좋은 집과 차를 본 비관주의자는 이제는 자신의 집과 차에 만족하지 못하지만, 낙관주의자는 자신의 집과 차에 더 애정을 갖는다.

- 약속 시간을 지키지 않는 사람을 기다리는데 비관주의자는 그 사람 때문에 일이 미뤄져 하루를 망쳤다고 생각하지만, 낙천주의자는 다른 일을 찾으며 시간을 보낸다.

- 불평하고 남을 비난하는 말을 많이 하는 사람은 비관주의자고, 작은 일에도 감사함을 표현하는 사람은 낙관주의자다.

- 돈은 더 많이 가질수록 행복하다고 생각하는 사람은 비관주의자고, 돈을 다른 사람을 위해 쓸 때 더 행복하다고 생각하는 사람은 낙관주의자다.

- 나이가 들수록 자신이 쓸모가 없다고 생각하는 사람은 비관주의자다. 나이가 들어서도 자신의 삶에 만족하는 사람은 낙관주의자다.

- 낙관주의자는 건강 문제에 시달리지 않으며, 통증에 대해서도 약하게 반응한다. 의학적인 충고를 따르며 대처한다. 그러나 비관주의자는 무엇을 해도 소용이 없다며 무기력증에 빠진다. 질병에 걸렸을 때도 잘 대처하지 않아 병에 더 자주 걸리며 비관적인 상념에 빠져 몸과 마음에도 기력이 달린다.

- 낙관주의자는 많이 웃으며, 유머 감각이 풍부하다. 비관주의자는 정서적으로 불안하며 분노를 잘 억제하지 못한다.

❹

건강을 위해 꼭 지켜야 할 습관은?

많은 이들이 일에서는 강한 의지와 이성적인 판단을 내리면서 유독 음식의 유혹에는 쉽게 항복한다. 그렇다면 건강에 좋지 않다는 것을 알면서도 나쁜 습관을 끊지 못하는 이유는 무엇일까?

다음은 우리가 가지는 잘못된 습관들을 교정하기 위한 길잡이이다. 하나씩 살펴서 점검하고 실생활에도 적용해 보도록 하자.

● **설탕, 소금, 지방을 한 숟가락씩 덜어내자**

설탕, 소금, 지방의 과도한 섭취가 건강에 좋지 않다는 것은 잘 알려진 상식이다. 이 세 가지가 들어간 음식은 끊임없는 갈망을 불러일으키며 먹으면 기분이 좋아질 것 같다는 강한 보상 심리에 빠지게 만든다.

특히 당뇨환자에게는 단맛이, 고혈압 환자에게는 짠맛이, 고지혈증이나 비만인 사람에게는 기름진 맛이 금기 식품이다. 맛을 포기할 수 없고 건강이 염려된다면 대체할 수 있는 음식으로 먹으면 된다.

▶ **설탕을 과다 섭취하면 인슐린이 과다 분비되고 뇌 기능이 저하되며, 칼슘과 미네랄을 빼앗겨 골밀도가 약해진다.** 성장기 아이들은 특히 설탕을 과잉 섭취하면 정상보다 3배가 넘는 지방세포가 생기는데, 한번 생긴 지방세포는 절대로 줄어들지 않는다는 점을 기억해야 한다. 만일 단맛을 참기 어렵다면 가공식품 대신 과일을 섭취하며, 단맛을 내는 양파, 사과, 배, 고구마, 양배추 등의 천연 재료를 사용하여 요리하면 도움이 된다. 또한 설탕을 써야 하는 음식이라면 천연감미료인 올리고당, 매실청, 유자청 등으로 대체하는 것도 좋은 방법이다.

▶ **한국인의 나트륨 섭취량은 매우 높은 편이다.** 국물 요리나 찌개, 젓갈, 김치 등을 모두 섭취하면 하루 소금 섭취권장량 5g의 3배에 달

하는 염분을 섭취하게 된다. 짠 음식은 식욕을 돋게 하고 물을 많이 마시게 하며, 소변으로 나가야 할 신장 속의 물을 체내로 가져와 부종의 원인이 된다. 또한 심장과 혈관에 부담을 주고 고혈압, 뇌졸중, 심혈관 질환, 신장병, 위암, 골다공증, 비만 등을 불러 온다. 특히 물만 마셔도 살이 찐다는 사람은 짜게 먹는 식습관을 가진 것은 아닌지 되돌아봐야 한다.

나트륨 섭취량을 줄이려면 먼저 짜게 먹는 식습관을 먼저 바꿔야 한다. 간을 할 때 소금과 간장의 양을 절반으로 줄이고, 국 그릇의 크기를 줄이거나 건더기 위주로 먹는다. 고기를 먹을 때는 쌈장을 적게 먹고 채소의 섭취를 늘리면 풍부한 칼륨이 나트륨의 배출을 도와준다. 라면을 먹을 때 분말 양념을 절반만 넣는다. 짜지 않으면서도 나트륨이 많이 들어간 케첩, 버터, 마요네즈, 화학조미료 등의 사용을 줄이고 콘플레이크, 빵, 피자 등도 가급적으로 금해야 한다.

요리를 할 때는 후추, 생강, 쑥갓, 깻잎, 고추, 피망 등 향이 강한 채소나 신맛을 내는 레몬, 오렌지, 자몽 등의 감귤류를 적극 사용하면 싱거워도 맛이 괜찮게 느껴진다. 소금을 대체하기 좋은 식품으로는 허브, 조선간장, 죽염 등이 있다.

▶ **지방은 앞서 설명했듯이 비만의 일등공신이기도 하며 인체에 꼭**

필요한 요소이기도 하다. 하지만, 필요 이상으로 많이 먹을 경우 건강에 문제가 생길 수 있다. 지방은 음식을 고소하고 부드럽게 만들며 많이 씹지 않아도 쉽게 넘어가기 때문에 과다 섭취할 가능성이 높다. 특히 고기의 기름 덩어리나 우유에 들어 있는 포화지방은 몸에 해로운 만큼 고기는 살코기만 먹고, 우유는 저지방 우유로 마시는 것이 좋다.

반면 견과류나 땅콩, 생선에 많이 들어 있는 불포화 지방은 건강에 좋다. 다만 기름으로 튀기거나 볶는 대신, 조림이나 구이, 찜 요리로 조리법을 바꾸면 훨씬 건강하게 섭취할 수 있다.

마지막으로 마가린, 쇼트닝, 냉동 피자, 케이크, 쿠키, 초콜릿 가공품, 팝콘 등에 들어 있는 트랜스 지방 역시 섭취하지 않는 것이 좋다. 트랜스 지방은 불포화 지방이면서도 혈관에는 마치 포화 지방처럼 활동하며, 체내에서 배출되는 시간도 포화 지방보다 느리다. 따라서 가공식품을 살 때는 라벨에 표시된 트랜스 지방 함량을 꼼꼼하게 살피고 되도록 구매하지 않는 것이 좋다. 하지만 어쩔 수 없이 지방이 많이 들어간 음식을 먹어야 한다면, 녹황색 채소와 녹차, 버섯, 감귤류를 자주 먹고 유산소 운동을 매일 30분 이상 해야 트랜스 지방이 빨리 배출된다.

일상생활에서 설탕, 소금, 지방을 피하려면 레스토랑과 외식을 멀리하고 집에서 한 밥을 먹는 것이 좋다. 조리할 때는 설탕, 소금을 한

숟가락씩 덜어내 재료 본연의 맛을 느껴 보자. 기름 역시 눌어붙지 않는 프라이팬을 사용하면 누르는 양을 줄일 수 있다. 또한 장을 볼 때도 가공식품과 설탕, 소금, 지방이 가득한 음식이 쌓여 있는 마트보다는 재래시장을 이용하면 좋다.

● 현미로 식탁을 바꾸자

서식지를 찾아 수천 킬로미터를 날아가는 철새의 능력은 옥타코사놀이라는 성분에서 나온다. 이 성분은 신체의 중요한 에너지원인 글리코겐을 저장하여 몸의 피로를 해소해 주고 지구력을 향상시키며 체내 콜레스테롤의 감소를 돕는다. 이러한 성분이 놀랍게도 현미에 다량 들어 있다는 것이 밝혀졌다.

현미에는 탄수화물, 단백질, 아미노산, 칼슘, 미네랄, 각종 비타민 B군 등 필수영양소 22종이 풍부하게 함유되어 있다. 특히 이중에 섬유질은 과일과 채소의 섭취만으로는 섭취량이 부족하기 쉬운 만큼 현미를 섭취하면 좋다. 섬유질은 발암 물질과 중금속 등과 같은 오염 물질을 흡착하여 체외로 쉽게 배출해 내는 좋은 기능을 가지고 있다. 또한 현미는 면역력을 향상하며 자연치유력을 높여 주며, 암이나 심장병, 동맥경화, 고혈압, 담석, 빈혈, 탈모 등을 예방하고 치료하는 효과도 있다.

 나아가 현미는 비타민 E 성분이 있어 좋은 지방을 산화시키지 않으면서도 악성 콜레스테롤을 제거하여 혈액을 건강하게 하고, 혈액 순환을 활발하게 도우며, 비만의 최대의 적인 변비에도 탁월한 효과를 보인다. 꾸준히 현미를 먹으면 만성 변비뿐 아니라 치질도 예방하고 개선할 수 있다.

 또한 몸 속 유해 미생물과 박테리아를 퇴치하고 대사 작용을 도와 아토피나 피부 질환 예방에도 좋다. 현미에 포함된 비타민 B군도 피부를 탄력 있고 윤기 있게 만들어 준다.

 현미는 벼의 왕겨만 살짝 벗겨 낸 것으로 언제든 싹을 틔울 수 있는 생명력을 품고 있다. 현미, 통밀, 잡곡이야말로 인류의 참 먹을거리다. 정제하여 가공하는 과정을 피하고 통곡물 완전식으로 먹을 때 자연이 주는 선물을 온전히 받아들일 수 있다.

▶ 현미 예찬론에 대한 또 다른 견해

 백미에 비교하면 현미는 영양소를 95%나 더 함유하고 있지만 급하게 완전 현미밥으로 바꾸면 아무리 꼭꼭 씹어도 소화기관에 부담을 주게 된다. 따라서 현미식을 시작하려면 처음에는 7분도나 9분도로 시작하는 게 좋으며 백미와 현미의 비율을 3대 1 정도로 혼합하다가 서서히 현미 비중을 높이는 게 좋다. 나아가 소화력이 좋지 않은 사람은 무리해서 현미로 바꾸지 말아야 한다. 밥을 잘 먹던 아이들이 갑자기 밥을 잘 먹지 않는다면 위장이 무리하고 있다는 증거이며, 아무리 몸에 좋은 현미라도 그런 상황에서는 해로운 음식이 될 수 있다.

또한 현미식을 할 때는 밥을 급하게 먹는 습관을 버려야 한다. 현미나 잡곡은 아주 오래 씹어 먹어야 하기 때문이다. 현미밥을 먹을 때는 미리 현미를 충분히 불리고 뜸 들이는 시간도 40분 정도 길게 잡아 소화하기 쉽도록 지어 먹고, 먹을 때도 꼭꼭 오래 씹어야 현미 고유의 영양소를 제대로 섭취할 수 있다.

● 잠자기 4시간 전에는 절대로 먹지 말자

건강해지려면 적게 먹고 많이 움직여야 한다는 것은 불변의 법칙이다. 여기에 한 가지 더 추가하자면, 적절한 시간에 먹는 것이다.

인간의 몸은 하루 24시간 주기 생체리듬에 따라 기능한다. 따라서 밤에 먹으면 살이 찌게 되는데, 이는 우리 몸의 인슐린과 글루카곤 때문이다. 인슐린은 인체에서 혈당을 조절하는 기능을 하며 과다 분비되면 지방을 만드는 호르몬으로 바뀐다.

낮에는 지방세포를 분해하는 글루카곤이 함께 분비되지만 밤에는 인슐린만 나오므로, 밤에 음식을 먹게 되면 인슐린이 혈당치 조절을 위해 과다 분비되어 지방을 만들어내기 시작한다.

또한 음식을 먹고 바로 누우면 위와 식도의 괄약근이 열리면서 위 안의 음식물이 식도로 역류해 식도염으로 진행될 수 있다. 야식은 몸의 신진대사를 방해하고, 위장장애뿐 아니라 고도 비만, 수면 장애의 원인이 된다.

실로 야식하는 습관을 즐기는 사람들은 폭식하는 사람보다 비만 위험도가 3배 높다. 최근 조사에 따르면, 한국인 10명 중 1명은 야식을 즐기는 경향이 있으며, 100명 중 1명은 야식 증후군이 있다고 한다. 야식 경향이란 저녁 식사와 그 이후에 먹는 음식의 열량이 하루 총 섭취량의 50%를 넘는 것이며, 추가로 아침에 식욕이 없고 불면증 증상까지 있으면 야식 증후군으로 본다. 또한 부모가 야식을 좋아하면 자녀가 비만이 될 확률이 2배 높아진다.

따라서 식사는 최소한 잠들기 4시간 전에는 반드시 마치고, 공복감이 느껴진다면 물을 마시거나 따뜻한 저지방 우유, 소화가 잘 되는 과일이나 채소를 소량 섭취한다. 그러나 이 역시도 가벼운 스트레칭 등으로 끊는 것이 유익하다.

● 움직이고 또 움직여라

운동 이야기를 하면 대부분은 한숨을 내쉰다. 운동이 좋은 건 알지만, 막상 하려면 어렵다는 반응이다. 하지만 운동은 혹독하게 해야만 효과가 있는 건 아니다. 오히려 격렬한 운동보다는 일상생활에서 활동하는 양을 늘리는 방법이 더 효과적이라는 주장도 나오고 있다.

또한 의지가 약해 규칙적인 운동이 불가능하다고 생각하는 사람도 많은데 적절한 운동은 오히려 의지력을 키워 준다. 한 연구에서 실험자들에게 장기적으로 규칙적인 운동을 하도록 하자 놀라운 결과가 나왔다. 흡연, 음주, 카페인 섭취가 많았던 사람들이 스스로 양을 줄이고, 건강에 좋은 음식을 선택해 먹기 시작한 것이다. 또한 운동을 열심히 할수록 돈을 저축하고 충동구매를 절제하는 습관이 길러졌다. 또한 부지런해지고 무슨 일에든 의욕적이고 자신감이 상승했다. 스트레스가 완화되었으며, 면역력이 증강되어 소소하게 앓았던 질환들이 개선되었다.

시간을 내서 운동하는 것이 부담스럽다면 일상생활에서 활동량을 늘려보는 것도 좋다. 아침에 일어나 추억의 국민체조 등의 체조를 하면, 기초대사량을 늘리고 몸 속 기의 순환이 원활해진다. 아침에 간단히 세수 정도만 했다면, 샤워 시간을 늘려 마사지를 하는 것도 좋다.

혈액 순환이 원활해지고 에너지 대사가 늘어나 열량이 잘 소모된다.

 엘리베이터 대신 계단을 이용하거나 자전거를 타고 출퇴근을 하는 것도 좋은 방법이다. 온종일 앉아 있는 사무직이라면 일부러 동선을 넓게 잡아 활동해 보도록 하자. 전화는 일어나서 받고, 근육의 긴장을 풀기 위해 틈틈이 스트레칭을 하는 식이면 적당할 것이다.

 나아가 집안에서도 운동 효과를 내는 방법이 있다. 집안일을 할 때 신 나는 음악을 틀어놓으면 자신도 모르는 사이에 움직임이 빨라져 열량 소모가 많아진다. 나아가 집안일에서 다양한 열량 소모 방법을 진취적으로 찾아보는 것도 좋다.

 한 예로 빨래를 테이블 위에서 선 자세로 개면 앉아서 빨래를 개는 것보다 2배 이상 열량이 소모되며, 바닥을 걸레질할 때는 등을 쭉 편 상태로 무릎을 땅에 대고 걸레를 두 손으로 잡아 쭉쭉 뻗어 스트레칭 하듯이 하면 복근 운동과 팔뚝 살이 빠진다. 장롱 꼭대기를 청소하는 등 높은 곳을 정리하면 팔을 쭉 뻗게 되고 자연스럽게 스트레칭이 된다. 설거지할 때는 허리를 꼿꼿이 세운 바른 자세로 하고 발뒤꿈치를 들었다 내렸다 반복하면 좋다.

 TV를 시청할 때도 누워서 시청하지 말고 양팔을 앞으로 쭉 펴서 흔들거나 돌려 준다. 다리를 털어 주거나 빈 병으로 문질러 주면 뭉친 다리 근육이 풀리고 라인이 예뻐진다.

결론적으로, 일상적인 생활속에서 규칙적인 운동이 될 수 있도록 스스로 운동요법을 만들어 실행한다면 건강한 몸을 자연스럽게 만들 수 있다. 장수하는 사람들은 따로 운동을 격하게 한다거나, 건강한 몸을 위해 무리하게 투자하지 않는다. 평상시 일터와 생활하는 공간에서 신체에 무리가 가지 않는 강도가 낮은 활동과 운동을 자연스럽게 실천해야 한다.

● 백해무익한 담배를 당장 끊는다

스트레스가 생길 때 피우는 담배 한 개비가 위안이 된다고는 하지만, 사실상 흡연이 인체에 백해무익하다는 것은 모두가 아는 사실이다. 게다가 간접흡연은 주변 사람의 건강까지 해쳐 폐암, 심혈관 질환과 폐기종, 기관지염, 천식 등의 호흡기 질환 가능성을 높인다. 금연이야말로 시작이라는 말이 괜히 있는 것이 아니다.

금연에 성공하면 독한 사람이라고 낙인이 찍히는 것만 봐도 알 수 있듯이 금연은 결코 쉬운 일이 아니다. 니코틴은 담배를 피우면 기분이 좋아지는 뇌의 보상중추를 자극하지만, 결과적으로 연기 속의 유해물질이 혈액순환을 방해하고 활성산소를 증가시키며, 단백질, 지방산, 핵산 등을 손상하고 세포의 기능을 저하한다. 무엇보다 흡연자는 신체 균형이 흐트러져 상체형 비만이 생길 수 있다. 담배의 니코틴이 복강 내 지방 축적을 부추기는 코티졸 호르몬의 분비를 늘어나게 하기 때문이다.

흡연으로 인한 내장 비만은 특히 40대 이상 중년층에게 위험한데, 고혈압, 심장병 등 각종 질환에 의한 사망률을 높인다. 또한, 니코틴은 혈관을 축소해 피부를 칙칙하고 건조하게 한다. 신진대사의 활동을 방해해 피부의 노화를 촉진하고 탄력을 떨어뜨린다.

▶ **금연에 성공하는 비결 8가지**

1. 금연에 성공할 수 있다고 거울을 보며 다짐한다.
2. 담배, 라이터, 재떨이를 당장 없애고 껌이나 은단으로 대체한다.
3. 담배 살 돈으로 얻는 보상을 생각한다.
4. 담배가 생각나면 즉시 시원한 물 한 잔을 마신다.
5. 식사 후 바로 양치질한다.
6. 과식과 기름진 음식은 담배를 생각나게 하므로 피하고 과일과 채소를 많이 먹는다.
7. 흡연 구역과 흡연자, 술자리를 피한다.
8. 가족과 친구에게 금연 결심을 밝히고 도움을 받는다.

● 규칙적으로 생활한다

　사소한 습관이라도 나쁜 습관은 버리고, 좋은 습관은 기르도록 꾸준히 노력하면 인생이 달라진다. 사람은 규칙적인 생활만으로도 10년 젊어지며 삶도 더 건강하고 윤택해진다.

　규칙적인 생활은 먼저 식생활에서 시작된다. 하루 세 끼를 정해진 시간에 먹으면 위산으로 인한 위궤양 질환의 위험이 줄어들며, 혈당치가 일정하게 유지되어 뇌와 신체 활동이 원활해진다.

　세 끼 간격은 대략 대여섯 시간 간격이 좋다. 아침 6시에 일어나 7시에 아침을 먹고, 점심은 12시에 먹는다. 저녁은 7시 전에 먹는다. 밥은 현미나 잡곡밥 위주로 천천히 꼭꼭 씹어 먹고, 반드시 아침밥을 챙겨 먹으며, 저녁은 과식하지 않는다. 식사 시간은 20분 이상이 좋은데, 20분이 지나야 렙틴이 제대로 활동하여 식욕을 억제해 주기 때문이다. 그 외에 하루 1L의 물을 나누어 마시고 신선한 채소와 과일을 매일 섭취하는 것도 중요하다.

　규칙적인 운동도 삶의 활력을 높여 주는 일등공신이다. 처음부터 어려운 운동에 도전하기보다는 매일 15분씩 산책을 하거나 가볍게 운동하면 장기적으로 지속할 수 있다. 운동이 어렵다면 숨쉬기 운동만이라도 제대로 하자. 복식 호흡은 시간과 장소에 구애받지 않고 할 수 있는 운동일 뿐 아니라, 다이어트 효과까지 있다.

  복식호흡을 하는 방법은 어렵지 않다. 먼저 코로 숨을 들이쉬어 배에 숨이 차게 한다. 숨을 3초 정도 참았다가 배에 힘을 주어 조금씩 내쉰다. 익숙해지면 숨을 20초 정도 참았다가 내뱉는다. 복식 호흡은 복근을 끊임없이 사용하게 해서 운동 효과를 주며, 산소 유입량이 늘어 신진대사가 활발해지고 체지방이 감소된다.

  마지막으로 규칙적으로 잠드는 습관은 암, 성인병, 우울증, 비만 등의 질병을 예방하는 데 영향을 끼친다. 특히 규칙적인 잠은 그렐린이라는 식탐 호르몬을 감소하게 하고, 렙틴이라는 식욕 억제 호르몬을 증가시킨다.

  숙면을 하려면 매일 일정한 시간에 잠자리에 드는 것이 중요하며, 침실을 어둡게 하고 온도와 습도를 쾌적하게 맞춘다. 특히 습도는 아주 중요한데, 가습기가 번거롭다면 수건 서너 장을 충분히 적셔서 침실에 둔다. 적신 수건을 이용하는 건 자기 전뿐만 아니라 낮에도 수건이 마르기 전에 번갈아 적셔 널어놓으면 좋다. 자기 전에 피로 회복과 숙면을 위해 샤워를 하거나, 반신욕이나 족욕을 하면 좋다. 잘 때는 심장에 무리가 가지 않게 오른쪽으로 누워 무릎을 약간 구부린 자세로 자는 것이 좋다.

● 세 살 건강 습관 여든까지 간다

우리의 뇌는 간단하고 편한 활동을 반복적으로 하는 것을 좋아한다. 습관이 만들어지는 것도 이 때문이다. 뇌는 일단 습관이 되면 그것을 무의식적으로 반복하고, 그렇게 절약한 에너지는 다른 일을 하는 데 쓴다. 즉 한번 형성된 습관은 고치는 데 각고의 노력이 요구된다.

손톱을 물어뜯는 습관은 대표적인 나쁜 습관이다. 이 습관은 치아에 손상을 주고 부정교합을 유발하며, 세균 바이러스가 침입하여 질병에 노출되기 쉽도록 한다. 이 버릇을 고치려면 손톱을 바짝 잘라 다듬고, 주먹을 쥐거나 팔 운동을 하는 등 다른 행동으로 대체하면 손톱을 물어뜯는 신체적 반응을 다른 곳으로 돌릴 수 있다.

그러나 뭐니 뭐니 해도 가장 중요한 습관은 식습관이다. 특히 식습관은 대부분 만 2세 이전에 완성되므로, 이 시기에 이유식을 통해 다양하게 음식을 섭취하면 이후 편식하지 않는 데 큰 영향을 미친다. 또한, 어려서부터 건강한 식습관을 익힐 수 있도록 아침 식사를 거르지 않도록 하고, 다양한 색깔의 채소와 과일을 섭취하여 비타민, 미네랄, 섬유질, 칼슘을 충분히 섭취하도록 한다. 기름기가 없는 조리법을 택해 소아비만을 예방하는 것도 중요하다.

건강한 식습관, 가벼운 운동, 그리고 충분한 숙면만으로 모든 질병의 25%를 예방할 수 있다는 점을 기억하고, 어려서부터 규칙적이고 좋은 습관을 가지도록 노력해야 한다.

좋은 습관으로 단번에 바꾸기는 어렵지만, 영국 런던대 연구팀 발표자료를 보면 '66일동안 매일 같은 행동을 반복하면 그 뒤에는 어떤 상황이 주어지더라도 자동적으로 행동하게 된다.'는 것이다. 이 연구 결과를 보면 건강한 심신과 좋은 습관을 위하여 두 달 정도를 생각과 행동을 좋은 습관으로 변화되도록 각고의 노력을 하면 어느 누구나 장수할 수 있는 기회를 가질 수 있는 것이다. 건강한 삶과 함께장수를 위하여 66일은 투자할 가치가 있는 것이 아닌가!

● 웃으면 면역력이 높아진다

옛말에 '소문만복래(笑門萬福來)'라고 했다. 웃으면 복이 온다. '일노일로 일소일소(一怒一老 一 笑一少)'라는 말은 한 번 화내면 한 번 늙고 한 번 웃으면 한 번 젊어진다는 말이다. 이처럼 웃음은 하늘이 내린 천연의 약이다. 웃음은 스트레스 호르몬의 분비를 억제하고 엔도르핀과 같은 좋은 호르몬의 분비를 촉진한다. 만병의 근원인 스트레스를 없애 면역체계를 강화하여 질병에 대한 저항력을 높인다.

실로 의학계에서는 웃으면 우리 몸의 독립군 격인 백혈구와 면역

글로불린이 많아지고, 면역을 억제하는 스트레스 호르몬인 코티졸이 줄어든다고 밝히고 있다.

인간의 몸에는 650개의 근육이 있는데, 크게 소리 내어 웃으면 231개의 근육이 움직여 강력한 운동 효과가 발생한다. 심지어 한 번 웃을 때의 운동 효과가 에어로빅 5~10분의 운동량과 같다고 한다.

웃음은 호흡의 일종으로, 한바탕 크게 웃으면 몸 밖으로 빠져나가는 공기의 양이 훨씬 많아 기관지염, 폐기종, 흡연 등 때문에 생긴 분비물과 유해물질도 함께 배출시킨다.

또한 산소 공급이 평소보다 2배나 커져 머리가 맑아지고 심장박동 수가 높아져 혈액순환이 좋아진다. 또한 웃음은 부교감신경을 자극해 심장을 천천히 뛰게 하며 몸을 편안하게 이완시켜 심장병 발병률을 낮춰 준다. 반대로 놀람, 불안, 초조, 짜증 등과 같은 감정은 교감신경을 예민하게 만들어 심장을 상하게 한다.

백세인은 여든을 넘긴 노인보다 10배 가량 더 많이 웃고, 병원도 10분의 1 수준으로 이용한다는 연구결과도 있다. 이는 신체는 늙어도 정신이 건강하면 장수한다는 사실을 보여준다. 기쁨, 감사, 사랑, 우정, 친교, 자비, 웃음, 배려 등과 같은 긍정적인 감정을 갖도록 노력하자. 이 감정은 장수의 열쇠일 뿐 아니라, 인생을 풍요롭고 건강하게 만들어 준다.

허기를 채우는 최고의 방법

현대인은 늘 크고 작은 스트레스에 시달린다. 특히 아직 일어나지도 않은 일을 미리 걱정하느라 스트레스를 받는 경우가 많다. 공지영 작가는 「아주 가벼운 깃털 하나」라는 책에서 "걱정의 80%는 일어나지 않을 일이며, 나머지 20%는 우리 힘으로 어쩔 수 없는 일이 대부분이며, 우리 힘으로 할 수 있는 일은 2%도 안 된다"라고 썼다.

이렇듯 우리 힘으로 어쩔 수 없는 일들을 걱정하며 스트레스를 받는 것은 자신을 괴롭히는 일일 뿐이다. 앞선 걱정을 그만 두고 나쁜 생각은 머리 밖으로 내보내야 한다. 특히 스트레스가 식습관에도 문제를 일으키는 것은 이것이 이른바 '감정적 허기'를 불러일으켜 폭식이나 탐식을 유도하기 때문이다. 한 예로 배고프지 않은데도 스트레스 때문에 무언가를 먹는 경우가 있는데, 이는 마음에 스트레스가 가득 차고 공허해서 먹는 것으로 대신 채우려는 보상심리이다. 나아가 이 같은 부정적인 감정이 계속되면 폭식, 식이장애는 물론 비만으로 자연스럽게 이어진다. 음식을 먹는 행위에서 마음의 위안을 삼게 되다 보면 다음에는 더 많은 음식을 원하게 된다.

이를 극복하려면 우선 음식을 건강한 시각으로 봐야 한다. 가짜 허기에 자주 빠지는 사람은 음식을 강박적으로 먹거나 제한하면서 먹으며, 먹으면서도 죄책감을 가지는 등 음식 자체, 먹는 행위, 체중에 대해 부정적인 시각을 갖기 쉽다. 그래서 몸이 주는 반응에 무감각해지고, 가짜 허기를 이겨내지 못하는 악순환을 거듭한다.

나아가 스트레스에 잘 대처하는 방법을 찾아 생활 속에서 실천하고 매일 운동을 하는 것이 좋다. 운동은 식욕을 억제하는 호르몬인 렙틴과 인슐린의 민감성을 증가시킨다. 또한 에너지를 연소시키는 것 외에도 포만감 신호를 조절해 열량 섭취를 억제하고, 비만을 예방하는 효과가 있다. 특히 아침에 하는 운동은 하루 동안 음식을 먹고 싶은 생각을 억제하고 하루 총 신체활동량을 증가시킨다.

마지막으로, 스트레스를 받아 음식이 먹고 싶을 때는 물 한 잔을 마시거나 양치질을 한다. 양치질을 하면 식욕이 떨어지게 되는데, 치약 속의 상쾌함이 식욕을 떨어뜨리는 역할을 한다.

진짜 배고픔 vs 감정적 허기의 차이점	
진짜 허기	가짜 허기
배에서 꼬르륵 소리가 나고 기운이 없다	갑자기 허기가 지고 마음이 심란하다
아무거나 먹어서 배만 채우면 된다	달고 기름지고 매운 음식이 먹고 싶다
배가 부르면 수저를 내려놓는다	배가 불러도 계속 먹고 싶다
물을 한 컵 마신 10분 후에도 여전히 배가 고프다	무의식적으로 음식을 찾아 먹고 있다
배가 불러서 기분이 좋다	먹고 나면 후회하고 죄책감이 든다
가짜 허기를 극복하는 방법	
1. 배가 고프면 물 한 잔을 마시고, 15분 후에도 배고프면 음식을 먹는다.	
2. 허기를 느끼게 하는 감정이 무엇인지 생각해 본다.	
3. 강도 높은 운동을 짧은 시간 동안 한다.	
4. 평소 좋아하는 행동이나 취미 생활을 즐기며 관심을 돌린다.	
5. 설탕, 밀가루, 탄산음료 등을 피한다.	
6. 견과류, 생과일을 먹거나 달걀을 먹는다.	
7. 양치질을 한다.	

나아가 감정적으로 허기를 유발하는 원인을 찾아냈다면 이를 제거해야 한다. 한 예로 자신에게 허기를 주는 감정이 무엇인지 들여다보는 것만으로도 허기를 달랠 수 있다. 무엇보다 '마음 돌봄'의 과정이

중요하다. 나에게 부족한 건 음식이 아니라 다른 '무엇' 인 만큼 음식을 입에 넣기보다 '무엇' 이 나를 허기지게 하는지 마음을 들여다보고 돌봐야 한다.

배가 고파서가 아니라 내 인생을 휘두르는 마음의 상처 때문에 마음이 병든 상태는 아닌지, 공허한 마음을 식욕으로 채워 왔던 것은 아닌지 돌이켜보고 좀 더 고찰해 보자. 다음은 감정적 허기가 지는 원인들을 분석한 것이다. 하나씩 살펴보고 해당사항이 있을 시 각각에 명기된 해결책을 실천한다면 가짜 식욕으로 건강을 해치고 살이 찌는 결과를 막을 수 있다. 다음은 우리가 일상에서 실천할 수 있는 것으로 따라해 보자.

● **일에 지쳤을 때** : 이런 경우 대부분은 술로 스트레스를 풀고 음식을 먹으며 일이 주는 스트레스와 피곤함을 해결하려고 한다. 하지만 이때 정작 필요한 것은 휴식이다. 반신욕이나 마사지로 피로를 풀고, 가벼운 독서나 영화를 보며 재충전의 시간을 가진다.

● **거듭된 다이어트로 지쳤을 때** : 식이요법으로 과도하게 음식을 제한하면, 오히려 음식에 집착하게 된다. 먹고 싶은 음식은 죄책감을 갖지 말고 먹자. 다이어트 기간을 장기적으로 잡고 한 달에 1~2킬로

감량을 목표로 여유를 갖자. 단기간의 무리한 다이어트는 요요현상을 부추긴다.

● **분노를 참을 수 없을 때** : 때리고 치는 행동만이 폭력이 아니다. 폭식도 음식에 대한 폭력이다. 음식을 물어뜯고, 씹어 삼키는 행위는 사실 다른 대상에게 퍼붓고 싶었던 행동일 수 있다. 만일 화가 난다면 이를 꾹꾹 참지 말고 표출하고, 친구나 가족에게 털어놓으며 최대한 풀어야 한다. 심호흡과 명상도 도움이 된다.

● **외롭고 허전할 때** : 혼자 있을 때 허전해서 자꾸 음식에 손이 간다면 외로움을 의심해 봐야 한다. 그럴 때는 다른 취미를 찾아 주의를 돌리거나, 외출해서 사람들을 만나 소속감을 느끼며 마음을 달래는 것이 좋다.

내 몸을 바꾸는 4단계 습관법

● 1단계 : 채식 위주로 먹기

 채식과 육식에 대한 사람들의 반응은 크게 둘로 나뉜다. 하나는 고기를 먹어야 힘이 난다는 사람들과 다른 하나는 동물 보호, 지구환경을 생각해서 채식이 바람직하다고 생각하는 사람들이다. 일반적으로 사람들은 채식하면 살이 빠지고 건강해질 것으로 생각한다. 과연 의학적으로 근거가 있는 말일까?
 채식 위주의 식사가 약간의 체중 감량과 건강에 도움이 되긴 하겠지만, 분명 채식만으로는 우리 몸에 필요한 영양소를 온전히 섭취하기 어렵다. 채식만 할 때 손실되기 쉬운 대표적인 영양소로는 비타민 B12를 들 수 있다. 비타민 B12는 적혈구와 세포를 생성하고 성장을 촉진하며, 체력 증강과 신경 기능을 정상화시키는 기능을 하는데, 이 영양소가 부족하면 빈혈이 생길 수 있다. 또한 단백질, 철분, 지방, 칼슘, 무기질 등도 동물성 식품에 풍부하므로 채식만으로는 충분한 섭취가 어려울 수 있다.

따라서 반드시 채식을 해야 한다면 부족하기 쉬운 영양소와 이를 대체할 수 있는 식품을 먹어야 한다. 단백질은 곡류, 콩류, 버섯류, 견과류 등에서 얻을 수 있고, 철분은 철분 강화 시리얼이나 녹색 채소류, 콩류, 건포도 등에 풍부하다. 칼슘은 견과류나 다시마, 미역과 같은 해조류 등에서 보충할 수 있다. 아연은 땅콩, 해바라기씨 등을 많이 섭취하거나 건강기능식품으로 먹으면 된다

채식주의는 개인의 선택이다. 채식주의자는 다양한 이유로 채식주의로 전환해 단지 채식만 하는 것에 그치지 않고 금주, 금연, 환경 보호, 동물 보호 등 생활습관도 전반적으로 바꾼 사람들이다. 그러다 보니 자연스럽게 체중이 감량되고 건강해지는 것이다. 즉 무조건 채식주의를 건강한 식이요법이라고 따라 하기보다는, '채식 위주'의 건강한 식단과 생활습관을 본받아 내 것으로 할 때 비로소 몸도 마음도

건강해질 수 있다.

채식의 단계별 분류

- 생선채식인(Pesco): 고기는 먹지 않지만 우유, 달걀, 생선을 먹는 경우
- 달걀채식인(Lacto-Ovo): 고기, 생선은 먹지 않지만 우유, 달걀을 먹는 경우
- 우유채식인(Lacto): 고기, 생선, 달걀은 먹지 않지만 우유, 유제품을 먹는 경우
- 완전채식인(Vegan): 고기, 생선, 우유, 달걀 등 일체의 동물성 식품은 배제

● 2단계 : 절제력 지키기

먹을 게 앞에 있으면 배가 불러도 먹어야 직성이 풀리는 사람이 있다. 물론 옛날 원시인은 많이 먹어 둘 수 있을 때 먹어 열량을 비축해야 했다. 언제 사냥감을 잡을 수 있을지 모르기 때문이다.

하지만 현재 우리는 음식이 필요 이상으로 풍족한 시대에 살고 있다. 옛날 사람들처럼 먹을거리를 찾아 헤매고 다니며 열량을 소모하지 않아도 풍부한 식사를 즐기게 되었으니, 비만과 성인병이 달라붙은 것도 어떻게 보면 당연한 결과일지 모른다.

전 세계적으로 비만 인구는 해마다 꾸준히 증가하는 추세이며, 비

만 인구가 증가하는 데는 가공식품의 소비량 증가와 밀접한 관련이 있다. 설탕, 액상 과당, 나트륨, 트랜스지방 등 각종 첨가물은 신체의 기능을 저하하고 '중독'에 빠지게 한다. 한 예로 채소가 가득 담긴 샐러드 접시와 피자, 스테이크가 담긴 접시가 앞에 있으면 사람들은 대부분 피자와 스테이크 접시를 택한다. 채소에 중독되어 모두 먹어치우는 사람은 거의 없는 반면, 피자, 쿠키, 케이크, 아이스크림 등은 끝까지 먹기가 쉽다.

흡연이 폐암을 유발한다는 걸 알면서도 담배를 끊지 못하는 사람들, 하루 대여섯 잔씩 커피를 마시는 사람들, 술을 많이 마시는 알코올중독자들 등은 니코틴, 카페인, 알코올이 생물학적으로 중독을 유발한 결과이다. 이런 중독은 음식에도 해당된다. 당분, 나트륨, 지방은 뇌의 쾌감 중추를 자극해 육감을 만족시킨다.

가령 딸기 케이크를 먹는다고 하자. 우선 새빨간 딸기가 눈(시각)을 즐겁게 하고, 딸기의 새콤한 향과 케이크의 달콤한 향내가 코(후각)를 유혹하며, 부드럽고 촉촉한 촉감(촉각)에 빨리 먹고 싶게 하고, 한 입 베어 물었을 때 입 안 가득 퍼지는 새콤함과 달콤함(미각), 톡톡 터지는 딸기 소리와 맛있게 씹히는 소리는 귀(청각)를 행복하게 한다. 그리고 케이크가 주는 행복함과 만족감은 마음(정신적 감각)에 안정을 준다.

이러한 맛의 감각은 경험과 학습을 통해 뇌에 기억된다. 음식을 상상하는 것만으로도 입에 침이 고이고, 음식이 눈앞에 있으면 본능에 따라 손이 간다. 음식을 씹고 삼키면서 뇌에 신호가 전달되면 다 먹을 때까지 절제력을 잃게 된다.

문제는 이런 일이 반복되면 습관으로 자리 잡힌다는 데 있다. 이런 습관은 식욕을 조절하는 기능을 왜곡시켜 비만을 불러 오며, 심지어 이런 음식 중독을 계획 없이 치유하겠다고 마음먹는 것이 문제를 더욱 어렵게 만들기도 한다. 즉 음식에 집착하여 절제력을 잃은 사람에게 적게 먹고 운동하라는 말은, 마약에 중독된 사람에게 마약을 끊고 일반적인 식사를 하라고 말하는 것과 똑같다. 금단증상 때문에 결국 다시 약을 찾게 되는 것과 마찬가지로 음식 중독도 결국 더 많이 먹는 악순환을 거듭하게 되는 것이다. 이를 해결하려면 음식에 대한 강박적인 생각과 행동을 수정하고, 절제력을 키우는 일이 필요하다. 그렇다면 절제력은 어떻게 키울 수 있을까?

▶ 작심삼일을 반복하라

하루 세 끼 이외에는 먹지 않겠다고 다짐하라. 그리고 이에 성공할 수 있다고 확신할 만한 기간을 정하라. 삼 일밖에 못하더라도 상관없다. 그 삼 일을 삼 일씩 반복하면 된다. 작은 성취가 반복될수록 자신감이 커진다.

▶ 동기를 부여하면 성공할 확률이 커진다

많은 사람들이 튼튼하고 날씬한 몸을 소망하지만, 정작 매일 운동하는 과정은 힘들고 귀찮게 여긴다. 결과를 원하면서도 과정은 싫은 것이다. 따라서 지루하고 힘든 이 과정을 잘 이겨내려면 동기 부여가 필요하다. 시작 전에 우선 자신의 체중을 기록하고 편두통, 생리통, 여드름, 불면증 등이 있는지 건강 상태를 정확히 파악한다. 그런 후 적절하고 꾸준한 식이요법을 통해 건강이 점점 좋아지는 것을 느끼게 되면 굉장한 동기 부여가 될 것이다.

▶ 아침 식사를 한다

인체는 아침을 거르면 단 음식을 원하게 된다. 이렇게 가장 쉽게 구할 수 있는 열량은 가장 쉽게 살이 찐다. 아침에 삶은 달걀 하나 정도의 단백질만 섭취해도 허기가 덜해지며, 싱싱한 계절 과일과 채소, 견과류로 냉장고를 채워 두면 바쁠 때 적절히 꺼내 먹을 수 있다.

한편 냉장고와 싱크대 구석구석 숨겨둔 인스턴트 식품은 당장 치우도록 하자.

▶ 자연식을 먹자

자연식이란 최대한 재료 본연의 맛과 영양소를 살리는 자연에 가까운 상태로 먹는 것이다. 가공식품은 가스렌지에 굽거나 전자렌지에 데워 먹기만 하면 되지만, 자연식은 손이 많이 간다. 채소를 다듬고 썻고 데치고 조리하는 과정은 어쩔 수 없이 번거롭다.

또한 가공식품은 조미가 되어 있는 반면 집에서 만든 음식은 직접 간을 맞춰야 하므로 맛이 균등하지 않다. 그럼에도 적절한 양념을 써서 입맛에 맞게 음식을 조리하는 일은 자연식의 섭취에 아주 중요한 과정이다.

▶ 실수가 곧 실패는 아니다

한 번 실수했다고 계획에 실패한 것은 아니다. 4회 이상 규칙적으로 소식했다면, 한 번은 먹고 싶은 것을 먹어도 괜찮다. 적어도 80% 이상은 잘해 왔기 때문이다.

실패는 곧 성공의 어머니다. 스스로 격려하면서 다시 작심삼일의 초심으로 돌아가 꾸준히 절제력을 발휘한다.

▶ 항상 새로 시작한다

음식을 먹기 전에 이 음식을 먹으면 목표에 한 발 더 앞으로 가는지, 한 발 더 뒤로 가는지 생각한다. 또다시 실수로 먹었다고 해도 이 또한 음식에 대한 절제력을 기르는 연습 과정의 일부이다. 음식을 먹기 전에 꼭 목표와 가까워지는지, 멀어져 가는지를 살펴 항상 새로 시작하는 마음을 가져라.

● 3단계 : 생활단식 하기

많은 사람들이 체중 감량이나 노폐물 배출을 위해, 또는 몸과 마음을 깨끗이 하기 위해 곡기를 끊는다. 대체의학과 한의학에서는 단식이 영양 과잉에 따른 성인병과 독소에 찌든 신체에 휴식을 선물해 인체의 자연치유력이 높아진다고 말한다.

실로 단식을 하게 되면 우리 몸은 20여 종의 소화액과 소화 효소 등의 생산이 줄어들면서 소화를 담당하는 장기가 편안한 휴식과 자가 치료 과정에 들어가게 된다. 이처럼 단식은 몸이 스스로 돌볼 수 있는 여유를 주며, 넘쳐나는 음식물로 체내 쌓여 있던 각종 노폐물과 독소를 밖으로 내보낼 기회를 만든다.

또한, 단식을 제대로 하면 내장 기능이 강화되고 몸이 가벼워지며, 혈액이 맑아지고 면역력이 증가한다. 또한 변비가 사라지고 숙면을 취하게 되어 피로 회복이 빨라진다.

나아가 단식 중에 식은땀이 나거나 어지럼증이 나타나는 경우도 있으며, 두통이 생기기도 한다. 위장 환자는 구토와 메스꺼움이 나타나고, 노폐물과 독소를 배출하며 소변이 혼탁해지고, 입 냄새가 나거나 혀에 설태가 끼기도 한다. 이러한 증상은 대부분 가볍게 나타났다가 사라지는 호전반응이지만, 심할 때에는 반드시 전문가와 상의해야 한다.

일반적으로 단식은 최소 5~7일을 잡아야 하지만 하루하루 바쁜 현대인에게 5일은 버거운 기간이다. 이럴 때 마치 자동차의 엔진오일을 갈아 주는 것처럼 인체의 체액을 정화해 주는 주말 2일 생활단식도 한 방법이 될 수 있다. 다만 주말 생활단식은 몸에 무리를 주지 않도록 월 1회에 한정하는 것이 좋다. 단식도 엄밀히 말하면 일종의 충격 요법으로 자주 반복하면 오히려 건강을 해칠 수 있으니, 준비 단식부터 본 단식, 그리고 보식기간을 철저히 지키며 생체리듬을 고려하여 전문가와 상의 후 체질 및 건강상태에 맞게 시행해야 건강한 체질을 만들 수 있다. 단, 10세 미만 어린이나 65세 이상 노약자, 임산부, 부정맥·고혈압·당뇨 등 만성병을 앓고 있는 환자, 갑상선 질환, 출혈성 궤양, 빈혈, 체력에 자신이 없는 사람은 절대로 단식을 혼자 해서는 안 된다.

주말 생활단식은 토, 일요일 이틀간 단식해서 몸속을 완전히 비웠다가 채우는 과정을 통해 신체에 재시동을 건다는 개념이다. 즉, 음식을 먹지 않고 속을 비운 상태에서 충분한 안정과 조절을 통해 바람직한 생체리듬을 갖추는 것이다.

한편 주말 생활단식으로 체중을 줄이겠다는 생각은 금물이다. 24시간 동안 곡기를 끊으면 인체는 먼저 간에 저장된 글리코겐을 에너지원으로 사용하다가 그 다음에는 근육과 같은 단백질을 포도당으로 전환해서 사용한다. 즉 비로소 지방이 태워지는 시기는 적어도 단식을 4일 이상 진행한 후부터이다. 또한 인체는 기아 상태에 돌입했다고 감지하면 즉시 기초대사량을 떨어뜨려 에너지 소비를 감소시키므로 단식이 끝나 곧바로 정상 식사를 시작하면 몸무게도 금방 복귀한다. 반대로 단식 이후 1주일간 식이요법인 보식을 철저히 지키면 서서히 체중이 줄기 시작한다.

마지막으로, 주말 생활단식도 준비 기간, 회복 기간을 거쳐야 효과를 최대한으로 끌어올릴 수 있고 건강에도 무리가 없다.

* 주말 생활단식 프로그램 *

[감식기]

▷ **목요일** : 음식물 공급 중단이라는 극약 처방을 몸이 받아들일 수 있도록 서서히 단식을 다짐하며 마음의 준비를 한다. 식사량을 평소의 70% 정도만 먹는다. 커피, 술, 담배와 같은 기호식품과 즉석 음식을 피한다. 가벼운 산책이나 스트레칭을 한다.

▷ **금요일** : 내일부터 거른다는 생각으로 실컷 먹으면 안 된다. 식사량을 평소의 50%로 줄인다. 단식시작일 전날 저녁식사에는 가볍게 죽(한 공기)을 먹는다.

[단식기]

▷ **토/일요일** : 음식물을 섭취하지 않는다. 대신 물이나 감잎차 1.5~2L 정도를 배가 고프거나 갈증 날 경우에 조금씩 나누어서 마신다. 물을 마실 때는 한 번에 삼키지 말고 음식을 씹듯이 여러번 씹고

난 후 삼켜야 배고픔을 잊게 된다. 배고픔이 사무치는 첫날 토요일 점심이 고비다. 가벼운 산책이나 걷기 운동은 배변을 돕고 배고픔을 잊게 한다. 약간 땀이 날 정도로 하루 4㎞ 정도를 걸으면 노폐물 배출이 원활해져 단식의 효과를 배가시킨다.

또한, 단식하면 몸의 근육이 이완되므로 자세를 바로잡아 주는 요가나 붕어운동(누워서 팔다리를 쭉 뻗고 흔드는 운동)이 좋다. 전문적인 운동요법을 모른다면 가벼운 스트레칭과 허리를 반듯이 하는 자세를 유지하면서 일상생활을 하게 되면 자연스럽게 정체운동이 된다. 무리한 운동은 절대 금물이며 단식기간만이라도 자신을 위한 명상과 독서 그리고 자신을 정리할 기회를 가져보면 육체뿐만 아니라 정신건강에도 좋은 효과를 볼 수 있다. 일요일 아침에 몸이 가볍다고 느끼면 절반은 성공한 셈이다.

[보식기]

▷ **월요일, 화요일** : 단식한 기간만큼 2일간 하루 세 끼 모두 죽(한 공기)이나 생채즙(200ml 한 잔)을 조금씩 섭취한다. 단식 후 생채식으로 먹으면 몸에 좋은 세균이 늘어나 장 건강이 좋아진다. 재료로는 시금치, 케일, 양배추, 오이, 당근, 키위, 사과, 토마토, 두유, 벌꿀 등

이 좋다. 생채즙을 만들때는 기호에 맞게 재료들을 혼합해도 좋으며, 과즙만 먹을 수 있도록 한다.

이때, 무절제하게 음식물을 섭취하면 지방이 몸에 쌓여 엄청난 요요현상이 온다. 단식의 효과를 오래 가게 하려면 감식기처럼 조금씩 식사량을 늘려가며 단식기간처럼 운동을 병행해야 한다.

[식이요법기]

▷ **단식 후부터 일주일간** : 가공식품과 나트륨, 설탕, 지방이 많이 들어간 음식을 피하고, 평소 식사량의 절반만 섭취하면 체중이 줄기 시작한다. 단식을 하고 나면 당연히 위가 줄어들어 먹는 양이 줄어들지만, 기존 먹는 습관은 변화가 안 될 수 있으니 요요현상을 바라지 않는다면 반드시 소식과 절식을 실천해야 한다. 이후 하루 세 끼를 소식(위의 80% 정도만 채우기)하며, 꾸준히 가벼운 운동을 해야 한다.

● 4단계 : 해독하기

해독요법으로는 장 청소, 커피 관장, 채소 주스, 단식 등의 다양한 형태가 있다. 이 해독 요법의 가장 큰 효능은 유해물질의 유입을 막아

주고, 소화기, 신장, 폐, 피부 등에서 노폐물의 배출을 촉진해 신진대사를 돕는다. 또한 해독요법은 지방 분해의 기전을 활성화해 체중을 감소시키고, 오장육부에 휴식을 주어 심신의 안정을 가져온다.

해독요법에서 말하는 독소는 두 가지를 의미한다. 첫째는 대사 과정에서 생성되는 노폐물이나 활성산소와 같은 신체적 독소, 둘째는 스트레스나 분노와 같은 마음의 독소이다. 이 두 가지는 모두 만성 질환의 주원인으로서 적절한 해독요법으로 건강하게 다스릴 수 있다.

또한 해독요법은 디톡스 개념으로 다이어트 시에도 행하는데 이는 단순히 살을 뺀다기보다 지방세포에 축적된 독소를 빼내는 개념으로 봐야 한다. 최근 한 개그우먼이 50kg 감량에 성공하면서 해독 주스를 성공의 비결로 꼽은 적이 있다.

해독 주스는 항산화 물질이 함유된 브로콜리와 당근, 양배추, 토마토 등의 채소를 삶아 바나나, 사과 등의 과일과 함께 갈아 마시는 주스로서, 생으로 먹을 때보다 약 80%가량 흡수율이 증가한다고 한다. 해독 주스는 고혈압, 고지혈증, 동맥경화와 같은 질환과 몸 속 노폐물, 독소 배출에 효과가 있어 다이어트뿐 아니라 암환자들에게도 호전을 보였다는 연구결과가 있다. 해독주스는 하루에 한 끼 대체식으로 음용할 수 있고, 단식 시에 해독주스를 끼니 대신 마셔도 좋다. 그러나 이 역시 과도하고 반복적으로 사용하면 자가 해독능력을 떨어뜨릴 수 있다. 실로 많은 의사들이 디톡스 식단을 통한 장세척이 몸 속 독소를 제거한다는 과학적 증거는 어디에도 없으며 일부 식단은 아예 신진대사를 완전히 망쳐놓을 수 있다고 경고한다. 다양한 매체를 통해 과장된 디톡스 상품이 부작용을 일으키고 있는 상황도 주의해 살펴야 한다.

결국 디톡스를 가장 안전하게 실천할 수 있는 가장 좋은 방법은 소식(小食)이다. 우리 몸을 망가뜨리는 활성산소와 유해물질은 결국 음식을 소화하는 과정에서 가장 많이 생성된다. 따라서 소식하면 독소 생성을 최소화시킬 수 있으며, 인스턴트, 가공식품, 기름기 많은 음식, 알코올, 카페인, 설탕, 소금, 담배 등은 멀리하는 것이 좋다. 반면 섬유질이 풍부한 현미잡곡밥, 채소, 해물, 해조류 등은 체내 유해물질을 흡착하여 체외로 배출시킬 뿐만 아니라 장 기능을 원활하게 하는 데 도움이 된다.

나아가 물을 하루에 1L 이상 마시는 것도 디톡스의 방법이다. 물을 마시면 체내 노폐물과 독소가 배출되고 신진대사가 촉진되기 때문이다. 반신욕이나 족욕을 하는 것도 좋다. 혈액순환을 원활하게 하여 노폐물이 원활하게 배출되도록 돕는다.

제 **6** 장

내게 상식이 아닌 말로 입증해 봐! 할 수 있다면

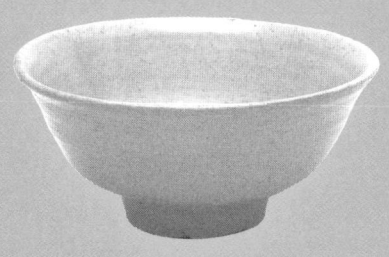

매일 먹는 1일 3식, 꼭 해야 하는가?

결국 가장 손쉽고 무리 없이 소식을 지속할 수 있는 방법은 하루 세 끼를 규칙적으로 먹되, 일반적인 양보다 조금 적게 먹는 것이다. 의학자들에 의하면, 인체는 사실상 20대까지는 성장기라고 볼 수 있다. 잘 먹고 많이 움직여야 한다. 하지만 그 이후에는 기초대사량이 떨어지고 성장이 멈추는 만큼 70% 정도만 열량을 섭취하는 것이 좋다. 그러면 몸과 두뇌에 활력이 넘치고 장수할 수 있다.

그런 면에서 당장 앞으로도 시작할 수 있는 가장 기본적인 식이요법은 결국 1일 3식이다. 우리는 오랜 세월 동안 1일 3식을 해 왔고, 결국 중요한 것은 식사 횟수가 아니라 식단과 식사량이라는 점에서 1일 3식은 가장 현실적이다. 또한 식이요법의 원칙인 소식도 장기적으로 실천할 수 있다.

다만 1일 3식도 무작정 하는 것이 아니라 기본기를 가지고 시작해야 한다는 점에서 몇 가지 핵심적 부분을 짚고 넘어가야 한다. 식단을 어떤 영양소로 어떻게 균형 있게 짤 것인가를 생각해야 한다. 현대인들은 음식의 홍수 속에서 식탐과 비만에 사로잡혀 있다. 영양 과잉 시대 속에서 영양 결핍을 겪으면서도 식탐과 비만을 극복할 획기적인 방법을 찾지 못하고 있다.

하지만 인간은 누구나 식욕을 절제할 수 있는 능력을 타고 난다. 비만에 빠졌다가도 절제력을 키워 건강한 신체를 만들어 가는 사람들이 많다는 것이 그 증거이다.

이러한 사실을 긍정적으로 받아들이기 위해서는 우선 한 가지 과학적 지식을 알아둘 필요가 있다. 오로지 의지만으로 다이어트에 돌입하는 것보다 체내에서 분비되는 식욕 호르몬의 균형을 잡아 주는 과학적 방법을 통해서도 보다 효율적인 체중 감량을 도모할 수 있다는 점이다.

인체의 식욕에 관여하는 호르몬은 두 가지이다. 하나는 배고픔을 느끼게 하는 호르몬인 '그렐린', 또 하나는 포만감을 느끼게 하는

'렙틴'이다. 이 두 호르몬은 우리 몸의 에너지 균형을 적절하게 유지하기 위해 선의의 경쟁을 하는데, 그렐린 수치가 올라가면 배고픔이라는 감각이 상승해 음식을 찾게 되고, 배가 부르면 렙틴이 분비되어 에너지를 저장하고 휴식을 취하도록 하면서 조화를 유지한다. 하지만 고열량 식품의 상습적 섭취와 운동 부족 등이 장기간 지속될 경우 두 호르몬 사이에 균형이 깨지면서 식욕 조절에 문제가 생겨 비만과 각종 만성 질환이 유발된다.

특히 끼니를 거르는 것은 호르몬 균형에 악영향을 미친다. 그렐린은 한 시간에 두 번씩 배가 고프다는 신호를 뇌에 보내는데, 배가 고프거나 끼니를 거르면 이 자극을 더 짧고 자주 보내게 되면서 음식에 대한 유혹이 강해져 폭식으로 이어진다.

그렇다고 그렐린을 없애서는 안 된다. 그렐린은 인간을 지탱하고 성장시키는 호르몬인 만큼 무조건 없애기보다는 토닥이며 다스려야 한다. 한편 식욕을 억제하는 렙틴이 지나친 것도 좋지 않다. 렙틴의 양이 많으면 저항성이 생겨 먹어도 허기가 가시지 않는다. 따라서 제일 좋은 방법은 렙틴의 능력을 강화하면서 그렐린 분비량을 줄이는 합동 작전을 펼치는 것이다.

그 방법은 다름 아닌 세 끼를 꼬박꼬박 규칙적으로 먹어 그렐린과 렙틴의 리듬을 살려나가는 것이다 아침은 8시 전까지, 점심은 1시 전까지, 저녁은 7시 전까지 먹고, 음식은 천천히 씹어서 20분 이상 여유 있게 섭취해야 렙틴이 활성화된다. 또한 하루 1L의 물을 나눠서 자주 마시면 그렐린 호르몬을 교란시켜 식탐을 줄일 수 있다.

마지막으로, 일주일에 1~2회는 마음껏 먹고 싶은 음식을 즐겨도 좋다. 식탐은 심리적인 원인도 큰 만큼, 먹지 못하는 스트레스가 더 큰 식탐을 불러 올 수 있다. 즉 소식하며 음식을 조절하고, 꾸준히 운동하며, 충분히 수면을 취한다면 결론적으로 호르몬이 변화하여 균형이 잡혀 건강한 생활 습관으로 자리 잡힌다.

1일 3식이 장수식인 이유는?

역대 우리나라 왕 중에 가장 장수한 왕은 83세까지 살았던 조선 21대 왕 영조다. 영조는 평생에 걸쳐 근검절약하고 평생 공부하는 군주였으며, 백성을 생각하는 위민정치로 위대한 지도자가 되었다.

그의 행적은 여러 기록들로 잘 알려져 있는데, 특히 식습관 면에서 하루 5번 먹던 수라상을 3번으로 줄이고, 반찬의 가짓수도 절반 이하로 줄이도록 했다. 또한 현미나 잡곡을 즐겼고 채소 위주로, 단백질은 어류 위주로 섭취했다. 무엇보다 영조는 하루 세 끼를 거르는 법이 없기로 유명했다. 이는 건강상의 문제도 있지만, 정치적인 목적도 있었다. 그는 회의하다가도 저녁 식사가 되면 수라를 챙겼는데, 신하들은 왕이 돌아올 때까지 굶으며 토론하느라 기력이 빠진 상황에서, 식사로 체력 보충을 한 영조는 주도권을 잡아 회의를 성공적으로 이끌 수 있었다.

고대부터 우리 농가에서는 농한기에는 1일 2식, 농번기에는 1일 3식을 했다. 그러다가 음식 저장법이 발달한 근대 이후에는 적당한 영양분을 적당한 시간에 섭취하는 1일 3식이 굳건히 자리 잡았다.

연암 박지원이 쓴 「민옹전」을 보면 장수하겠다고 밥은 먹지 않고 불사약, 인삼, 구기자 등 보약만 즐겨 먹다 기진맥진한 사람의 이야기가 나온다. 박지원은 그 사람의 병은 오곡이 아니고서는 고칠 수 없다며 보약보다는 잡곡밥을 먹어야 한다고 강조했다. 평소 세 끼 먹는 밥이 중요하다는 사실을 모른 채 각종 비법과 보약을 찾아 헤매는 사람이 옛날에도 있었던 것이다.

나아가 많은 전문가들이 1일 3식이야말로 체중 조절에 가장 합리적이라는 데 동감한다. 열량과 영양만을 잘 조절해 식단만 개선하면 식이요법 중에 가장 건강한 방식이라는 것이다. 실로 1일 3식은 보상심리에서 해방되어 군것질의 유혹에서도 벗어날 수 있고, 영양소나 에너지를 충분히 공급받으며, 생체 시계에도 걸맞다.

반면 1일 3식을 불규칙하게 하면 하루 에너지를 적절하게 보급하는 데 어려움을 겪고, 에너지가 부족해지면서 생체 리듬이 깨지고 정신이 흐트러진다. 부족한 에너지는 인체로 하여금 위기 신호를 보내어 덜 활동하고 덜 생각하게 하는 등 에너지 절약 상태로 만들기 때문이다. 배가 고프면 이해력이 떨어지고 행동이 늦어지며 정서가 불안해지는 것도 그 때문이다.

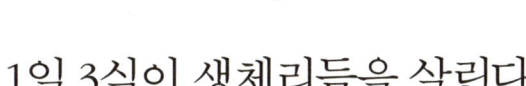

1일 3식이 생체리듬을 살린다

　인체는 생체리듬을 가진다. 아침 6시 30분이 되면 인체는 혈압이 급상승하면서 서서히 잠에서 깨어난다. 7시 30분이 되면 수면을 관장하는 멜라토닌 호르몬의 분비가 중단되어 잠에서 깨어나고, 8시가 되면 위와 장의 운동이 활발해지므로 아침 식사를 하고 배변하기 좋은 상태가 된다. 그러다가 10시가 되면 정신이 가장 맑은 이른바 각성 상태로 돌입한다. 이때는 집중력을 발휘하며 공부하거나 일을 하기에 좋은 시간대다.

　12시는 이른바 하루의 전성기다. 몸이 필요로 하는 에너지를 섭취하기에 가장 좋은 시간이므로 이때 점심을 먹으면 재충전을 통해 나머지 하루를 잘 이끌어갈 수 있다. 오후 2시 30분은 가장 높은 조절 능력을 보여주는 시간대로 대인관계를 갖거나 회의를 하면 적당하다. 오후 5시는 근육과 심혈관 기능이 가장 왕성한 시간으로 이때 운동하면 효과가 크다.

6시 30분이 되어 저녁 식사를 하고 나면, 인체는 서서히 혈압이 높아져 오후 7시에 체온이 가장 높아진다. 그러다가 밤 10시가 되면, 인체는 멜라토닌 호르몬이 분비되기 시작하여 잘 준비를 시작하다가 밤 11시가 되면 장의 활동이 억제된다. 그래서 이때 야식을 먹으면 장에 부담을 주게 된다.

새벽 2시는 가장 깊은 잠에 빠지는 시간대다. 새벽 4시 30분은 체온이 가장 낮아 춥다고 느껴지며 서서히 아침을 맞이할 준비를 하게 된다. 그리고 다시금 하루 24시간의 생체리듬이 시작되고 반복된다.

인체의 생체리듬을 잘 알고 있으면 몸에 부담을 주지 않는 선에서 효율적으로 생활할 수 있다. 실로 건강을 해친 사람들을 보면 대체로 생체리듬이 망가진 경우가 많은데, 여기서 우리가 명심해야 할 부분은 생체리듬은 환경에 의해 조절되지 않는다는 점이다. 즉 살아 있는 생명체라면 그 무엇이나 세포 내에 생체 시계를 갖고 있어서, 아무리 전등 불을 밝게 밝혀놓아도 밤은 밤, 아무리 어둡게 해 놓아도 낮은 낮인 것이다. 즉 식사하는 리듬, 잠자는 리듬, 일하고 쉬는 리듬을 억지로 만든다고 해서 몸이 이것을 받아들이는 것은 아니다.

따라서 생체리듬을 거스르면 질병에 잘 노출될 뿐 아니라 수면 장애를 가져오고, 암 유발과 노화가 촉진되는 등 다양한 문제가 발생한다. 낮과 밤이 바뀐 직업을 가진 사람들이 대체로 질병에 취약한 이유도 바로 여기에 있다. 밤에 일하고 낮에 잘 쉬면 될 것 같지만, 이는 자연의 섭리에서 벗어나는 일이다. 실제로 교대근무를 해야 하는 직업일 경우 암에 걸릴 위험성이 낮에 정상근무를 하는 사람들보다 많았다. 때문에 선진국에서는 가능한 한 밤 근무의 위험성을 낮추기 위한 제도 마련을 위해 고심 중이다.

인간은 하루 24시간 중 8시간은 일하고, 8시간은 쉬고, 8시간은 잠을 자도록 태어났다. 또한 태어날 때부터 뇌의 시상하부에 갖고 있는 이 생체 시계는 1일 3식을 해야 건강에 가장 좋다고 정해져 있다. 하루에 필요한 영양소를 적정 시간에 공급해야 인체가 건강하게 활동할 수 있다는 것이다. 나아가 이 세끼는 각각 담당하는 역할 또한 다르다.

먼저, 아침 식사는 하루를 준비하는 식사이다. 특히 기아상태에 빠진 뇌에 주에너지원인 포도당을 공급해 뇌를 깨움으로써 업무의 효율성과 학습능력을 높이고, 체온을 올려 신체 활동이 원활해지도록 한다. 아침부터 쉽게 신경질을 내는 사람이 있다면 분명 아침을 거른 경우가 많다.

둘째, 점심은 일의 효율성이 정점에 달하는 하루의 전성기에 먹는 식사이다. 이 시간에는 아침부터 이어진 컨디션을 쭉 상승시켜 나가야 하므로, 점심으로 에너지를 충분히 공급받고 잠시 휴식을 취하면 쌓였던 피로가 해소되면서 남은 일과를 무사히 진행할 수 있게 된다.

마지막으로, 저녁 식사는 신체가 본격적으로 휴식에 들어가는 시간이므로 이 시간대의 식사는 과다한 영양 섭취보다는 균형 잡힌 식단이 좋다. 인체는 취침 중에도 끊임없이 일하는데, 세포 재생을 주로 한다. 이때 필요한 요소가 바로 단백질과 미네랄 등인 만큼 저녁에는 영양 균형에 특별히 신경 쓰는 것이 좋다.

자연은 계절이 순환하고, 해가 뜨고 지는 것처럼 이치에 맞게 흘러간다. 사람에게 주어진 24시간도 이치에 맞게 써야 탈이 나지 않는다. 기계를 사용하지 않거나 무리하게 사용하면 녹이 슬고 탈이 나듯, 몸도 마찬가지다. 무절제하게 생활하면 건강을 잃는 것이 당연하다. 아침, 점심, 저녁의 끼니를 제대로 챙겨 먹고 자신의 생활방식과 체질에 맞게 운동하는 것이 가장 좋은 건강법이다.

채소와 과일의 색깔에 따른 무병장수의 해답

미국에는 'Eat 5 a day'라는 공익 캠페인이 있다. 채소와 과일을 매일 5회 이상 섭취하자는 캠페인으로, 실로 이 캠페인이 확산되자 암 발생률과 사망률이 감소 추세로 돌아섰다고 한다.

마찬가지로 영국에도 하루 5가지 색깔의 과일과 채소를 먹자는 'Eat 5 Colors A Day' 캠페인이 있다. 우리나라도 '채소·과일 365' 캠페인이 있다. 하루 3번, 6가지 이상의 채소와 과일을 5가지 색으로 맞춰 먹자는 운동이다.

식품을 빛깔에 따라 기억해 두면, 장을 볼 때 식단을 풍요롭게 짤 수 있다는 장점이 있다. 기본적으로 초록은 몸의 컨디션을 조절한다. 빨강은 피와 살이 된다. 하양은 면역력에 좋다. 노랑은 활동력을 높인다. 자세한 내용은 아래를 참조하자.

● **초록색 : 브로콜리와 시금치는 간과 신장의 해독 작용에 도움을 주며, 위궤양과 위암의 원인인 헬리코박터 치료에 효과가 있다.** 고추와 호박에 들어 있는 카로티노이드와 셀레늄은 에너지를 생성하거나 근력, 치매와 연결된 신경 기능을 향상한다.

● **빨간색 : 강력한 항산화 물질인 안토시아닌, 리코펜을 다량 함유한 색깔이다.** 암을 예방하고 혈관을 튼튼하게 하여 혈액 순환을 개선하며 동맥경화 예방에 좋다. 활성산소를 제거하는 데 탁월하며 자외선으로 인한 노화를 예방한다. 특히, 토마토는 일주일에 10회 이상 먹으면 전립선암 발병률이 35% 이상 감소한다. 딸기는 모세 혈관을 튼튼하게 하고 정맥류와 종양의 성장을 예방한다. 크랜베리는 피부를 탄력 있게 하고 박테리아를 예방하고 시력 회복에 좋다.

● **흰색 : 흰색의 채소는 콜레스테롤 수치를 낮춘다.** 뇌졸중과 혈관 질환을 예방하는 데 좋다. 나아가 흰색 채소는 강력한 항산화제로 암을 생성하는 물질을 파괴한다. 마늘은 항균 효과가 있고 면역력 증강에 좋다. 양배추는 위에 좋고, 배는 기침에 효과가 있으며, 도라지와 무는 기관지와 폐에 좋다. 양파는 노화를 방지한다.

● **노란색과 주황색 : 이 색을 가진 채소는 면역력을 강화하며 시력에 좋다.** 노란색에 풍부한 베타카로틴은 인체에 흡수될 때 비타민 A로 작용하여 백내장을 예방하는 데 큰 역할을 한다. 당근, 고구마, 호박, 옥수수, 파파야, 망고, 멜론 등은 천연 항산화제다.

● **보라색 : 가지, 콜라비, 자색 고구마, 비트 등과 같은 보라색 채소는 심장질환과 뇌졸증을 예방한다.** 보라색은 안토시아닌이라는 항산화 물질이 많은데 혈관 질환을 예방하는 데 좋으며 암세포의 증식을 방지한다.

● **갈색 : 갈색 채소인 감자, 버섯, 대추, 건포도, 살구 등에는 페놀 화합물을 포함하고 있다.** 페놀은 인체를 전염성 질환에서 보호해 주고 바이러스와 미생물과 같은 병원균에 장벽을 생성해 준다. 면역 질환과 나이가 들수록 자주 노출되는 질환 또한 지연해 준다.

내 몸을 지키는 운동법은?

　운동은 나이와 체력에 맞게 해야 목적을 달성할 수 있다. 즉 자신에게 맞는 운동량과 운동 강도를 조절하는 것이 중요하며, 그러려면 자기 체력과 건강 상태부터 잘 알아야 한다.

　20대까지는 어떤 운동도 좋다. 등산, 역도, 수영, 육상 등 몸의 발달과 성장을 돕는 운동이라면 무엇이든 도움이 된다. 반면 30대는 조금씩 의무적으로라도 운동이 필요해지는 나이다. 이 시기에 운동을 해 두지 않으면 40대에 할 수 있는 운동이 제한되어 선택의 폭이 줄어든다.

40대는 운동의 중요성을 스스로 느끼지만, 몸이 마음대로 움직여지지 않는 시기이다. 노화 현상이 일어나고 몸무게도 불어나며, 쉽게 피로를 느끼기 시작해 운동이 귀찮아지는 만큼 걷기, 등산, 수영 등 쉽게 시작할 수 있는 운동이 좋다.

50대는 무리하면 체력이 쉽게 저하되는 나이인 만큼 운동 종류가 제한된다. 특히 처음 운동을 시작하는 사람일수록 운동량과 강도를 잘 조절해야 한다. 하루 이틀 운동하고 몸살이 났다고 그만 두면 효과를 기대할 수 없다. 꾸준히 운동해야 노년에도 운동이 습관으로 연결된다.

운동은 정해진 시간에 규칙적으로 하고 반복해야 효과가 높다. 또한 체중을 줄이겠다고 강도 높은 운동을 무리하게 하는 것은 좋지 않다. 체중 감량의 등식은 식이요법이 70% 이상, 그 나머지가 운동이다. 따라서 먼저 1일 3식을 소식하며 서서히 체중을 줄인 뒤, 운동은 이 줄어든 체중을 유지하고 비만을 예방하는 용도로 실행해야 한다.

● 걷기 운동

걷기는 언제 어디서나 구애 받지 않고 할 수 있는 가장 좋은 운동법이다. 동의보감에 '약보(藥補)보다 식보(食補)가 낫고, 식보보다는 행보(行補)가 낫다'는 말이 있다. 좋은 약을 먹는 것보다 좋은 음식이 낫고, 음식을 먹는 것보다 걷기가 더 낫다는 뜻이다.

실로 걷기 예찬론자들은 '걷기야말로 신이 인간에게 준 최고의 선물'이라고 말한다. 걷기는 건강을 지켜 주는 최고의 비결이며, 부작용 없이 남녀노소 누구나 부담 없이 즐길 수 있는 운동이기 때문이다.

걷기의 효과는 우선 혈액순환을 촉진한다. 혈액이 순환되지 않으면 세포가 영양소를 제대로 공급받지 못하고 노폐물을 배출하지 못해 질병이 생기는데, 걷기는 발바닥을 땅에 부딪는 과정을 반복하면서 다리로 내려온 혈액을 심장으로 퍼올려 준다. 발을 제2의 심장이라고 말하는 이유가 여기에 있다.

나아가 걷기는 산소 섭취량을 증가시켜 혈액순환을 돕고, 다리와 허리의 근력을 키워 준다. 또한 좋은 콜레스테롤은 증가하고 나쁜 콜레스테롤은 감소해 비만이 해소된다. 이 밖에 고지혈증 해소, 골다공증 예방, 당뇨병 개선, 엔도르핀의 분비 등에도 효과가 있다.

걷기 운동은 허리를 곧게 펴고 머리를 꼿꼿하게 세운 자세를 유지하면서 팔꿈치는 90도 정도로 굽혀 뒤로 바짝 민다는 느낌으로 흔드는 것이 효과적이다. 시선은 15m 전방에 두어 목에 무리가 가지 않도록 해야 한다.

걷기 운동도 다른 운동과 마찬가지로 처음부터 무리해서는 안 된다. 점차 시간과 날짜, 속도를 늘려나가야 하며, 시작 전후 반드시 5분 정도 스트레칭으로 몸을 풀어 주어야 한다. 보통 걸음걸이의 보폭은 자신의 키에서 100을 빼면 되고, 속도는 1시간에 4km 정도 걷는 것이 좋다. 1분에 100m(1시간에 6km) 정도의 속도는 빠른 걷기에 해당하는데, 20분 정도 걸으면 100kcal를 소비할 수 있으며 운동 효과도 크다.

걷는 속도보다는 걷는 시간이 더 중요하다. 1주일에 3~5회 이상 보폭을 넓혀서 빠른 걸음으로 한 번에 30~45분 정도 걷는 것이 좋다. 체력이 향상되는 정도와 걷기에 대해 익숙한 정도에 따라 걷는 속도, 시간, 거리를 점차 늘려 나간다.

걷기 초보자라면 심리적으로도 걷는 거리를 늘리는 것이 중요하다. 버스 서너 정거장, 10분 정도 거리는 당연히 걸어간다고 생각하면 도움이 된다. 또한 걷는 시간이나 속도에 변화를 주거나 코스를 바꿔 가면서 걸으면 지루하지 않게 유지할 수 있다.

걷기의 장점은 무엇보다도 부담이 적다는 데 있다. 달리기는 발목이나 무릎, 허리에 충격이 크고 관절이나 근육이 상할 수도 있으며, 무리한 달리기는 노화를 촉진하는 코티졸 호르몬을 활성화하는 반면, 걷기는 몸에 무리가 없는 건강법이다. 호흡에 고통을 느끼지 않을 정도의 강도로 걷는 것을 반복하면, 활성산소의 위험을 걱정하지 않고도 전신의 지방이 연소되는 것을 기대할 수 있다.

● 순환 운동

시간과 장소에 구애받지 않고, 특별한 운동기구 없이 간단하게 할 수 있는 운동이 바로 순환운동이다. 순환운동은 한 세트가 5분 정도로 짧게 하고, 체력에 맞춰 차차 시간을 늘려 가면 된다. 특히 근력 운동과 유산소 운동이 함께 이뤄지므로 효과가 아주 좋다. 각각의 운동을 30초씩 쉬지 않고 끝까지 마쳐야 한다.

▶ **제자리 뛰기(몸 풀기)** : 30초간 몸에 힘을 빼고 제자리에서 점프한다. 관절 마디마디를 풀어 준다는 생각으로 가볍게 뛰면서 팔과 다리를 털어 준다.

▶ **팔굽혀펴기(가슴/삼두 근력 운동)** : 팔굽혀펴기를 30초간 한다. 팔굽혀펴기가 어려운 사람은 무릎을 바닥에 대고 진행한다. 상체에 힘이 없다면 벽에 두 팔을 평행하게 댄 채로 팔굽혀펴기를 한다. 내려가면서 호흡을 뱉고, 올라올 때 들이마신다.

▶ **제자리 달리기(유산소 운동)** : 처음에는 가볍게 뛰다가 점점 빠른 속도로 전력 질주를 하듯 뛴다. 다리를 최대한 가슴 쪽으로 끌어당기듯 무릎을 90도로 굽혀서 뛴다.

▶ **스쿼트(하체 근력 운동)** : 다리를 어깨너비로 벌리고 팔짱을 껴서 어깨높이로 올린다. 엉덩이를 뒤로 빼고 허벅지와 땅이 평행이 될 때까지 무릎을 굽힌다. 가슴은 앞으로 빼고 엉덩이는 뒤로 뺀다는 기분으로 한다. 허리는 반드시 곧게 펴고 숨을 들이쉬면서 앉아서 2초 동안 정지했다가 천천히 숨을 내뱉으면서 올라온다. 쉬지 않고 반복하고, 할 수 있는 최대 횟수만큼 진행한다. 이 운동은 하반신 운동에 특히 효과적이다. 발바닥이 자극되어 체온이 오르면서 혈액 순환이 좋아진다. 매일 100회 이상하면 건강에 좋다. 대중교통을 주로 이용하거나 서서 일을 할 때에는 다리를 조금 벌린 상태에서 발뒤꿈치를 들었다 내렸다 하는 간단한 운동도 의외로 효과가 좋다.

▶ **다리 차올리기(유산소 운동)** : 제자리걷기로 다리를 들어올릴 때 허벅지가 가슴에 닿을 정도로 힘차게 올린다. 팔도 힘차게 쭉쭉 뻗어 준다. 무릎이 약하거나 몸무게가 많이 나가는 사람은 벽이나 탁자에 손을 대고 하면 된다. 이 운동은 하체 운동과 더불어 복근도 단련되는

효과가 있다.

▶ **크런치(복근운동)** : 윗몸일으키기와 유사한 운동으로 몸을 완전히 일으키지 말고 상체만 들었다가 다시 제자리로 돌아온다. 상체를 들어올릴 때 숨을 내쉬고, 제자리로 돌아오면 숨을 멈춘다. 복근은 호흡할 때도 끊임없이 활성화되므로 반드시 호흡에 신경 써야 한다. 배에는 뼈가 없으므로 복근운동으로 배의 근육을 단련하면 천연 복대를 댄 것처럼 효과를 준다. 요통이 심한 사람은 대부분 복부 비만인 경우가 많은데, 복근운동으로 뱃살을 없애면 요통도 나아진다. 복근은 상체와 하체를 연결하며 몸은 단단하고 안정감 있게 잡아 준다.

▶ **스텝(하체 강화 유산소 운동)** : 이 운동은 계단 오르기의 운동효과를 이용한 것으로, 저충격 고강도의 운동법이라 할 수 있다. 낮은 높이의 발판에 한 발씩 올려놓으며 팔을 가볍게 흔들어 가면서 차례로 뛰어오른다. 박수를 치며 하거나 팔을 흔들어 주면서 해도 좋다. 근력 강화와 심폐지구력 향상에 좋다. 종아리, 허벅지, 엉덩이, 복부에 운동 효과가 있다. 관절에 무리가 많이 가지 않는 운동이며 다양하게 응용하여 할 수 있다.

▶ **사이드런지(하체와 어깨 근력 운동)** : 손을 허리에 댄 편안한 상태로 다리를 넓게 벌려 선다. 상체를 반듯하게 세워 균형이 깨지지 않게 천천히 한쪽 무릎을 굽히고, 반대쪽 다리는 쭉 편다. 최대한 내려갔다가 원위치로 돌아온다. 좌우 같은 방법으로 진행한다. 아령이나 물통을 들고 하거나 양 팔을 앞으로 나란하게 쭉 펴고 해도 좋다.

▶ **팔 벌려 뛰기(유산소운동)** : 차렷자세에서 두 팔을 양옆으로 올리면서 두 발을 점프하며 벌린다. 다시 차렷자세로 돌아갔다가 두 발을 점프해서 더 넓게 벌리면서 두 손은 머리 위로 올려 박수 친다. 팔과 다리를 벌려 뛰는 PT 체조를 30초간 최대한 많이 뛴다. 하루 100회 이상 하면 몸이 가벼워지는 것을 느낄 수 있다.

▶ **배근 운동(등, 엉덩이, 허벅지 뒤 등후면 근력 강화운동)** : 슈퍼맨처럼 엎드려서 팔과 다리를 쭉 뻗는다. 배를 바닥에 대고 턱과 팔, 다리를 올린다. 3초간 호흡을 정지한다. 제자리로 돌아오면서 숨을 내쉰다. 허리가 다치지 않도록 무리하지 않는 범위 내에서 반복한다.

여기까지의 과정을 3번씩 반복하면 순환운동이 끝난다. 운동이 끝나면 반드시 스트레칭으로 마무리한다. 순환운동은 자신의 운동 능력의 70% 정도를 발휘하는 것이 좋다. 이 정도면 옆사람과 이야기하기가 어려울 정도가 된다.

이 운동은 복부 비만으로 생명과 건강에 위협을 받는 위기의 중년을 위한 운동법으로 핀란드와 미국에서 인기를 끌었으며, 6개월간 꾸준히 실시한 결과 평균 7킬로가 감량되었다고 한다. 유산소 없이 근력 운동만 하면 피로물질인 젖산의 분비가 급증하는데, 유산소 운동과 무산소 운동을 혼합하면 피로가 덜 쌓이고 효과는 배가 된다.

걷기와 순환운동은 도전이라기보다는 오히려 습관이 되어야 한다. 평소 많이 걷고 운동하는 습관을 갖고, 따로 시간을 내서 운동하면 더욱 효과적이다. 하루에 15분 걷고, 15분 순환운동을 해 보자. 효과가 적은 것처럼 보이지만, '습관' 이라는 목표 달성에는 큰 효과가 있다.

● 줄넘기

줄넘기는 간단한 도구와 한정된 장소에서도 쉽게 할 수 있다. 대표적인 유산소 운동으로 몸 전체 근육을 활용하는 운동이다. 단순히 살을 빼는 것 외에도 몸매를 균형 있게 만들어준다. 특히 운동으로 살이 잘 빠지지 않는 팔뚝과 허벅지살이 효과적으로 빠지는 등 군살을 없애 몸에 탄력을 준다.

　이 운동은 뛰는 것을 주로 하면서 두 팔을 휘두르는데 뛸 때 팔, 어깨, 허리, 골반, 다리 심지어는 발의 여러 뼈마디까지 움직이게 된다. 그래서 줄넘기 운동은 모든 뼈마디를 튼튼하게 해 준다.

　또한, 줄넘기는 심장을 단련하고 혈액의 흐름을 좋게 하여 심장을 튼튼하게 한다. 심폐기능과 더불어 지구력까지 향상된다. 또한 혈압과 콜레스테롤의 수치가 정상이 되고 심장마비에 걸릴 위험성이 낮아지고, 심장 기능이 좋아져 동맥경화 개선에도 좋다. 혈액이 잘 순환하려면 하체 근육 운동이 중요하다. 줄넘기는 다리 근육을 강화하며 정맥의 순환을 좋게 하여 혈전을 예방한다. 골반 기능이 강화되어 골관절염 예방에 좋으며, 바른 자세를 유지할 수 있게 한다.

　또한 줄넘기는 호흡 기능과 소화 기능을 높인다. 다리뼈를 강하게 자극하여 다리뼈의 길이가 길어져 키가 커지고 다리 근육도 단련된다. 특히, 성장판의 중골 세포를 자극하게 되어 성장기 어린이와 청소년이 키 크는 데 도움을 준다. 운동하면 땀이 배출함으로써 기분 전환에 좋고 스트레스가 해소된다. 줄넘기를 15분 정도 하면 천 개 정도 할 수 있는데, 체지방이 감소하는 효과가 크다.

　하루 30분씩 하는 줄넘기는 당뇨 예방에 도움을 주는데, 인슐린의 분비를 조절하고 비만을 예방한다. 근육과 뼈를 강화하여 골다공증 예방에 좋다. 그러나 30분 이상의 운동은 반복적인 행동으로 지루함을 느끼고, 스트레스를 받을 수 있으므로 30분 이상을 넘기지 않도록 한다.

줄넘기를 처음 할 때에는 5분 정도 하고 차츰 강도를 높여 5분 이상 한다. 나이에 맞춰 하는 횟수는 20대가 분당 130번, 30대가 100번, 40대가 80번, 50대가 70번이 적당하다. 줄넘기는 연달아서 할 때 효과가 크다. 중간에 쉬지 말고 하루 500개에서 천 개를 목표로 해 보자.

다만 유의해야 할 점도 있다. 줄넘기가 가벼우면 발에 잘 걸리고 돌리기가 어려우므로 약간 무게가 나가는 것이 좋다. 고혈압이 있거나 심장병이 있는 사람에게는 매우 힘들고 무리가 가므로 피한다.

바른 자세로 줄넘기를 하지 않으면 골반이나 넓적다리 관절 부위가 틀어질 수 있으며, 상체를 앞으로 숙이면 성장판에 효율적으로 자극을 줄 수 없으므로, 상체를 똑바로 세우고 시선은 약간 위쪽을 바라보고 하는 것이 좋다.

줄넘기는 특별히 장소의 구애를 받지 않지만, 발바닥과 관절을 자극하므로 딱딱한 바닥보다는 충격을 많이 받지 않는 약간 푹신한 곳이 좋다. 고도 비만인 사람은 줄 없이 가볍게 뛰는 식으로 운동하고 처음부터 무리하면 쉽게 지치므로 5분에서 점차 시간과 횟수를 늘려 나가는 것이 현명한 운동법이다.

1일 3식을 위해 꼭 먹어야 할 음식들

　한국인에게는 한식이 최고라고 말한다. 이는 한식이 우리 체질에 제일 잘 맞아서이기도 하지만, 과학적으로도 영양소가 적재적소에 배합되어 있어 사실 세계인의 표준식단으로도 적합하다. 김치, 간장, 된장, 청국장 등의 발효식품은 면역력 강화와 항암 효과를 발휘하며, 한식을 꾸준히 섭취하면 서양식을 먹을 때보다 뱃살이 빠지고 당뇨병을 예방할 수 있다는 연구결과가 잇따라 발표되었다.

　실로 전통적인 한식 습관을 유지하려면 많은 정성을 쏟아야 한다. 어려서부터 채소 위주의 한국식 식단에 아이들의 입맛이 길들도록 노력해야 하기 때문이다. 하지만 넘치는 열량과 부족한 주요 영양소를 생각해 보면 한식 습관을 길들이는 것은 결코 손해 보는 일이 아닐 것이다.

다만 한식에도 몇 가지 개선점이 있기는 하다. 지나치게 많이 먹어 병을 키우고 있는 요즘도, 부실하게 먹으면 다음 끼니에서 채우려고 하거나 보양식을 일부러 챙겨먹는 식습관 등이다. 특히 우리나라 사람들은 여름이면 보양식을 찾아 즐겨 먹는데, '보양식=비만식'이다. 보양식은 주로 고지방과 고열량 음식이 많다. 이 음식들은 오히려 잉여 에너지가 되어 뱃살만 더 축적할 뿐이다.

요즘은 이 반대로, '덜 먹고 잘 사는 것' 이 시대의 화두가 되었다. 1일 1식처럼 극단적인 처방까지 갈 필요는 없지만, 밥을 한두 수저 덜어내고 평소 먹던 양의 70~80%만 먹는 '버리는 만큼 내 건강은 채워진다' 는 발상의 전환이 필요하다.

처음에 이것이 어렵다면, 식사 시간을 20분으로 넉넉하게 잡아 보자. 이렇게 먹으면 적게 먹어도 포만감을 느낀다. 아침을 먹으면 하루 총 섭취량이 줄어들고, 물을 많이 마시면 식탐이 줄어든다.

1일 3식을 위한 건강 가이드

● 하루 세 끼 모두 먹어야 하는 음식은?

▶ **현미, 잡곡밥** : 현미, 귀리, 보리, 율무 등의 잡곡류에는 백미의 4배가 넘는 섬유질이 포함되어 있고 티아민이 풍부하여 탄수화물 소화를 도와 복부 비만을 막아 준다.

▶ **채소** : 양배추, 피망, 호박, 브로콜리, 양파, 토마토, 당근, 고추, 오이, 마늘, 시금치 등 채소에는 면역력을 높이고 노화와 산화를 방지하는 비타민이 잔뜩 들어 있다. 스트레스 때문에 생기는 활성산소를 없앤다.

▶ **하루에 물 1L 이상 마시기**

● 하루에 한 번은 먹어야 하는 음식은?

▶ **과일** : 아침에 사과, 토마토, 딸기, 오렌지, 바나나 등을 먹는다.

▶ **유제품** : 될 수 있으면 매일 저지방 우유 한 잔이나 치즈, 요구르트를 먹는다. 유제품은 칼슘의 섭취를 높여 골밀도를 강화시켜 골다공증을 예방한다.

▶ **해조류**: 다시마, 미역 등 해조류에는 섬유질이 풍부하여 변비 예방에 좋으며, 알긴산이라는 성분은 체내 지방 흡수를 줄인다. 김과 미역, 다시마는 한 끼 식사에는 반드시 포함하는 게 좋으며, 번거로우면 김이라도 챙겨 먹는다.

▶ **콩, 된장, 두부, 청국장, 낫토**: 콩을 매일 꾸준히 섭취하면 체중 감량, 골밀도 증강, 유방암 발병률을 감소하는 등의 효능을 보이며, 최고의 식물성 단백질이다.

● **한 끼라도 먹으면 좋은 음식은?**

▶ **해산물**: 오징어, 낙지, 굴, 소라, 왕새우 등 해산물에는 현대인에게 부족하기 쉬운 아연과 피로 회복에 좋은 타우린이 들어 있다. 새우에는 혈청 콜레스테롤을 떨어뜨리는 타우린이 들어 있어 콜레스테롤을 걱정할 필요가 없다. 새우에는 멸치만큼 칼슘이 많이 함유되어 있다. 튀김보다 구이나 찜이 좋다.

● **이틀에 한 번은 먹어야 할 음식은?**

▶ **등푸른생선**: 고등어, 참치, 꽁치, 조기, 갈치, 연어 등과 같은 생

선에는 EPA, DHA가 들어 있어 뇌 활동에도 좋으며 콜레스테롤이 쌓이는 것을 예방한다. 사흘에 한 번이라도 먹고 생선구이가 번거로우면 참치통조림이라도 먹는다.

● **일주일에 두 번 먹으면 좋은 음식은?**

▶ **육류** : 육류는 한 번에 100g을 넘기지 않는다. 육류에는 체내에서 합성할 수 없는 필수 아미노산이 풍부하게 들어 있어 근육과 모발을 보호하는 데 필수적이다. 기름기가 적은 한우 등심이나 닭 가슴살, 쇠고깃국, 닭찜을 먹는 것이 좋다. 돼지고기도 반드시 챙겨 먹어야 하는데, 탄수화물 대사를 도와주는 티아민이 풍부하고 철분이 많기 때문이다.

절식으로 1일 3식을 하는 법

　세계적으로 장수하는 마을로 유명한 일본의 오키나와에서는 '하라 하치부 이샤이라즈' 라는 말을 자주 쓴다. 이 말은 '8할 정도로만 배를 채우면 의사가 필요 없다' 는 말이다. 거기서 한발 더 나아가 밥을 8할 먹었으면, 나머지 2할은 다른 사람들을 돕는 데 쓰면 좋다는 뜻이기도 하다.

　과식은 활성산소를 발생시켜 체내에 독성을 쌓고 오장의 기능을 약화시킨다. 즉 노화가 촉진되어 수명이 단축되는 셈이다. 나아가 적게 먹어 열량을 줄이면 뇌세포 역시 활성화되어 기억력이 향상된다는 연구 결과도 있다. 먹는 양을 줄이면 노화로 인한 뇌세포의 파괴를 막을 수 있다는 것이다. 대식은 병의 근원이고 소식은 건강의 비결이라는 말처럼, 음식을 섭취하는 일에서도 너무 지나치지도 모자라지도 않는 중용의 도가 필요한 셈이다.

다만 이런 식습관은 너무 적게 먹는다는 의미보다는 열량을 제한한다는 의미가 더 크다. 가령 음식의 양과는 상관없이 채소와 과일을 많이 섭취했다면 열량이 적으므로 양과 상관없이 소식한 것과 다르지 않다. 식사할 때 채소 과일 샐러드나 나물을 많이 먹는 것이 좋은 것도 그런 이유에서이다. 섬유질을 많이 섭취하면 다른 반찬을 먹고 싶은 욕구와 섭취하는 양이 줄어들기 때문이다.

나아가 섬유질은 당의 섭취를 조절해 준다. 한 예로 섬유질이 제거된 주스는 당분이 흡수되는 속도를 가속하지만, 껍질째 먹는 과일은 당분이 많아도 섬유질이 그 흡수를 조절해 준다. 무엇보다 섬유질은 항산화 물질, 비타민, 미네랄 등이 작용하는 데 도움을 주고 유산균의 자양분 역할을 하여 면역력 증강에 도움을 준다.

주식인 밥도 흰 쌀밥 대신 현미 잡곡밥을 먹고, 빵을 즐겨서 먹는다면 통밀 빵이나 호밀 빵이 좋다. 국을 끓일 때는 채소의 양을 늘리고, 나물이나 김치는 소금 간을 약하게 한다. 김치를 물로 한번 헹궈서 먹는 것도 좋다.

나아가 소식도 하나의 습관이다. 배가 부르기 전에 수저를 내려놓는 습관을 들이면 소식에 큰 도움이 된다. 가장 쉬운 방법은 밥그릇의 크기를 줄이는 것이다.

약은 면역력을 떨어뜨린다

많은 사람이 질병을 발견하면 약을 끊지 말고 먹어야 한다는 말을 듣는다. 약을 끊으면 당장 더 나빠질 것을 우려해 병의 원인이나 약의 성분과 부작용을 따지지도 않고 약을 복용하는 경우가 허다하다.

여기서 잊지 말아야 할 중요한 사실이 있다. 모든 약은 증상을 완화시킬 뿐 근본 원인을 제거하지는 못한다는 사실이다.

약은 먹으면 병이 나을 것 같다는 안도감을 주지만, 원인을 없애는 것이 아니라 증상을 은폐하는 데 머문다. 흔히 감기는 약을 먹으나 안 먹으나 일주일 만에 낫는다고 한다. 먹어도 그만, 안 먹어도 그만이라는 뜻이다.

한편 모든 약에는 독성과 부작용이 있으며, 약의 부작용으로 피해를 입는 것은 환자 본인이라는 점도 기억해야 한다. 약이 오히려 면역력을 떨어뜨리고 건강을 해칠 수 있다는 점은 기정사실이기 때문이다.

따라서 질병이 생겼다고 무조건 약에 기대기보다는 근본 원인을 찾아 생활습관을 교정하는 것이 가장 효과적인 질병 치료법이다.

다만 장기간 약물을 복용해 온 고혈압, 당뇨병 환자들이 갑자기 약물을 끊으면 위험한 상태에 이를 수 있다. 고혈압과 당뇨병을 흔히 대표적인 생활습관병이라고 한다. 잘못된 생활습관 때문에 발생한 이러한 질병은 적어도 수년에 걸쳐 정상으로 되돌리려는 노력이 필요하다. 병의 원인을 따져보고 서서히 올바른 식이요법을 행하면서 약물을 끊으면 점차 건강이 좋아질 수 있다.

● 고혈압

고혈압은 혈압이 높다는 뜻으로, 병이라기보다는 증상에 가깝다. 그 자체보다는 그로 인해 생길 수 있는 심근경색이나 심장마비, 중풍 등 심각한 병이 더 큰 문제가 된다. 이 질병이 갑자기 발생하면 쓰러

질 뿐만 아니라 바로 죽을 수도 있다. 후유증이 심해 움직이지 못하고 그 주위 사람들에게 큰 고통을 준다. 그래서 고혈압을 소리 없는 살인자라고 한다.

고혈압은 혈관 벽에 끼는 노폐물로 발생하며, 이 노폐물은 과식과 영양 과잉에서 발생한다. 과다한 영양 섭취로 혈관 벽에 지방질이 붙으면 혈관에서 혈액이 통과하는 면적이 줄어들어 혈압이 올라가는 것이다. 따라서 식습관을 개선해 몸의 기능이 정상으로 돌아오면 혈압도 정상으로 돌아온다. 그럼에도 고혈압 약은 이러한 것을 고려하지 않는다.

고혈압 약으로는 이뇨제, 베타차단제, 변환효소 억제제, 알파차단제, 칼슘길항제 등이 쓰인다. 이 중에서도 베타차단제, 알파차단제, 칼슘길항제 등이 압도적인데, 모두 차단제의 성격이 있다. 차단제란 혈관 근육의 기능을 차단하고, 근육을 마비시키는 효과를 가진다. 즉 혈관의 수축력을 무력화시켜 늘어나게 해서 혈압 강하를 꾀하는데, 순간적으로 혈압을 막기 때문에 각종 부작용과 합병증이 연달아 생긴다.

혈관의 근육을 차단해 버리는 것은 매우 무모한 것으로, 아기를 재우려고 수면제를 먹이는 것과 다르지 않다. 잠시 혈관 근육이 무력화되어 혈압은 떨어질지 모르나 혈액 흐름이 통제 불능 상태에 빠져 두통, 설사, 무력감, 그 외의 다양한 부작용이 생긴다. 빈대 잡겠다고 온 집을 불태우는 것과 다름없다.

병원에서도 이런 부작용이 있음을 알기 때문에 처방 시에도 극히 소량만 처방한다. 이는 병이 나을 듯 말 듯한 상태를 유지하라는 것과 같다. 그럼에도 이를 보고 병이 나아지는 것으로 오인해 꾸준히 약을 복용하게 되는데, 아무리 소량이라도 장기 복용하다 보면 몸이 심각하게 파괴될 수 있다.

실제 고혈압 환자 중 90% 이상은 원인을 알 수 없는 본태성 고혈압 환자들이다. 이들은 병의 원인조차 모른 채 약을 복용하며 제약회사와 의사들의 수입을 보장해 주고 있다.

● 당뇨병

당뇨병은 기본적으로 오줌에 당이 섞여 나오는 증상이다. 신장은 체내에 쌓이면 독이 되는 과잉 영양분을 오줌을 통해 버리는데, 오줌에 당이 섞여 나온다는 것은 영양 과잉 상태의 몸에서 그래도 신장이 할 일을 제대로 하고 있음을 의미한다. 즉 오줌에 당을 흘려보내면서 무력감, 구역질, 두통 같은 신호를 보내어 휴식을 취하고 음식을 적게 먹으라는 뜻을 전달한다. 따라서 이 신호를 따르면 당뇨 증상도 자연적으로 호전된다.

그럼에도 현대 의학은 당뇨병의 원인을 인슐린 부족이라고 단정 짓는다. 이것은 크나큰 오류다. 호르몬은 어디까지나 결과물이지 원인은 아니기 때문이다. 이런 증상에 약을 쓰는 것은 천천히 자행하는 살인과 다를 바 없다.

현대 의학은 인슐린이 혈당치를 감소시키는 역할을 한다고 판단해 인슐린을 주입하는데, 이것은 하나만 알고 둘은 모르는 극히 어리석은 판단이다.

체내에 글리코겐을 저장할 곳이 없는 판에 글리코겐을 쌓아 두는 것은 자살행위나 다름없다. 저장되지 못하고 혈액 속에 형성된 글리코겐은 치명적인 장애물과 독소가 된다. 때문에 글리코겐이 과다해지면 인체는 인슐린 분비를 억제하여 잉여 포도당이 소변을 통해 흘러나가도록 한다. 그런데 그 잉여 포도당이 오줌을 통해 나가려다가 외부에서 주입한 인슐린을 만나 다시 글리코겐으로 변하면 큰 문제가 생긴다.

문제는 글리코겐은 물에 녹지 않기 때문에 오줌으로 배출되지 않는다는 점이다. 즉 과다 형성된 글리코겐은 저장할 공간이 부족해 혈액 속을 떠돌아다니다가 곳곳에서 문제를 일으킨다. 기특하게도 이런 상태에서조차도 절망하지 않고 온몸에 고열, 두통, 관절을 아프게 해서 혈액 속의 글리코겐을 소모하려고 노력하는 몸의 기능은 놀라울 정도이다. 통증의 에너지로 글리코겐을 태워 없애려고 노력하는 것이다.

그런데 여기서 현대 의학은 또다시 어처구니없는 처방을 내린다. 이 통증에도 진통제, 신경안정제, 해열제 등을 쓰는 것이다. 그렇게 독소로 변한 글리코겐을 없애기 위해 필사적인 몸의 반응을 막는 약까지 쓰면, 결국 인체는 대형 사고를 일으킬 수밖에 없다. 그럼에도 우리 몸은 최후의 순간까지 포기하지 않는다. 어떻게든 독소화된 노폐물을 내보내기 위해 노폐물을 신장 근처로 운반한다. 이때 노폐물이 요도에 걸리면 신장결석, 신부전증, 전립선염 등의 증상이 나타나는데, 이렇게 되면 온몸이 붓고 열이 나며 머리가 아프고 소변이 제대로 안 나오는 등 몸 전체가 비상 상태에 빠진다.

결국 이런 상태까지 와서야 현대 의학은 신장이 망가졌으니 남은 것은 신장이식 밖에 없다고 말한다.

고혈압과 당뇨병 예방하기

1. 적정 체중을 유지한다.
2. 채소와 과일의 섭취량을 늘린다.
3. 소금과 지방 섭취를 줄인다.
4. 육식 대신 식물성 단백질과 해산물을 섭취한다.
5. 매일 발효식품을 먹는다.
6. 따뜻한 물을 하루 1.5L 이상 마신다.
7. 매일 가볍게 운동한다.
8. 금주와 금연한다.
9. 스트레스는 그때그때 해소한다.
10. 과욕, 과음, 과식하지 않는다.

예방을 위해 약을 끊자

 기원전 400년, 서양 의학의 아버지 히포크라테스는 "의사와 약을 믿지 말라. 음식으로 못 고치는 병은 약으로도 고칠 수 없다"고 말한 바 있다. 먹는 것이 곧 그 사람이라는 말처럼 무엇을 먹고 마시느냐는 건강을 좌우한다. 심지어 "병은 사람을 죽이지 않지만, 약은 사람을 죽일 수 있다"는 말도 있다.

 최근 선진국에서도 현대 의학의 한계를 느끼고 자연치유력에 관심을 보이고 있는 것도 결국 현대 의학의 양면성을 주시한 결과이다. 암, 당뇨, 고혈압, 뇌졸증을 보라. 수술하고, 항암 주사를 맞고,

약을 먹어도 완치가 쉽지 않다. 이런 현실에 비추어볼 때, 아무리 최첨단 약을 쓴다고 해도 이는 결국 화학제품이라는 이물질에 불과할 뿐이다.

그럼에도 우리 삶은 이상과는 거리가 멀다. 대부분 열이 나거나 두통이 있을 때면 곧바로 약을 먹는다. 하지만 열이 나는 증상은 인체가 체온을 높여 면역력을 증대시키는 일종의 방어막이다. 체온이 상승할수록 병원균과의 싸움에서 유리하기 때문이다. 따라서 열은 39℃까지는 탈수를 예방하는 목적에서 수분을 조금씩 섭취하며 견딜 때까지 견디는 것이 좋다.

통증은 인체가 질병과 싸우는 중이라는 신호다. 암 환자들은 대부분 죽을 만큼 아파야 낫는다고 증언한다. 어떤 질병도 통증 없이는 낫지 않는 만큼 통증을 두려워 말고 자신의 몸을 믿으며 마음을 편히 먹는 것이 좋다.

나아가 우리가 맹신하는 현대 의학은 예방보다는 치료에 초점이 맞춰져 있으며, 만병을 치료하는 주체가 아님을 기억해야 한다. 결국 자기 몸을 치료하는 사람은 자기 자신뿐이다. 내 몸은 내가 책임을 지고 치유할 수 있다는 믿음을 가지고 적극적인 자세로 개선해 나가야 한다.

체온을 높여야 면역력이 높아진다

매일 일찍 자고 일찍 일어나며, 규칙적으로 운동하고, 하루 세 끼 소식하는 사람은 체온도 따뜻한 편이다. 반면 과식하거나 활동량이 적으며 불규칙한 생활습관을 가진 사람들은 대체로 체온이 낮다.

체온이 떨어지면 추위만 느껴지는 것이 아니다. 대체의학 이론에 의하면 체온이 1℃ 떨어지면 대사 기능은 20%, 면역력은 30%까지 떨어진다. 반대로 체온이 1℃ 올라가면 면역력은 500%까지 강해진다. 실제 대부분의 암 환자, 아토피 환자의 평균 체온이 35.5℃밖에 되지 않는다는 사실을 아는가?

체온이 떨어진다고 당장 죽는 것은 아니지만 면역력이 떨어져 여러 질병에 취약해진다. 각종 질병을 유발하는 세균은 적정 체온인 36.5℃에서는 살기 어렵고, 고열에서는 절대 증식하지 못한다. 몸이 안 좋으면 열이 나는데, 이것은 몸이 균에 맞서 체온을 높여 면역력을 끌어올려 싸우고 있다는 뜻이다.

반면 체온이 낮으면 세균이 증식하기 좋아 각종 병원균과 암세포가 활개를 친다.

체온이 낮아지면 일단 혈액순환이 원활해지지 못한다. 저체온은 혈액을 정체시켜 체내 산소와 영양분을 제대로 운반하지 못한다. 영양분을 공급받지 못하면 세포의 대사 기능이 떨어지고, 면역력을 담당하는 백혈구가 활동하지 못해 면역력이 떨어져 질병에 제대로 방어할 수 없게 된다. 그래서 여러 질병에 노출되어 감기, 기관지염, 폐렴에 쉽게 걸리고 천식과 아토피, 비염과 같은 알레르기 질환에 걸릴 확률이 높아진다. 비만, 치매, 불임, 노화를 부르고 류머티즘이라는 면역질환에서부터 암 발병률까지 높이기도 한다.

인간의 생명 활동과 유지에 필요한 온도는 37℃다. 체온이 높으면 백혈구가 원활하게 활동하며 신체 기능이 향상된다. 기름진 그릇을 설거지할 때 찬물보다 뜨거운 물에서 더 잘 씻기듯, 혈관도 체온이 높아야 혈액 순환이 빨라지며 혈관 벽 노폐물도 잘 씻겨 내려간다. 신체

말단의 모세 혈관까지 혈액 순환이 원활해지는 것은 말할 것도 없다.

체온을 높이려면 가장 먼저 소식해야 한다. 특히 과식은 혈액을 위장에 집중시켜 다른 장기에 혈액이 원활하게 돌지 않아 체온이 떨어진다. 또한 스트레스를 없애는 일도 중요하다. 저체온을 유발하는 가장 큰 인자 중의 하나가 바로 스트레스다.

또한 배를 따뜻하게 하는 것도 중요하다. 배를 노출하거나 찬 음식을 먹으면 체온이 쉽게 떨어진다. 손과 발을 따뜻하게 하는 것도 마찬가지로 중요하다. 나아가 충분한 수면과 규칙적인 운동은 손과 발의 혈액 순환을 돕는 만큼, 반신욕이나 족욕, 따뜻한 차, 규칙적인 운동, 소식으로 평소 열을 내서 땀을 배출하는 습관을 길들이는 것이 좋다.

평생 교육이 장수 비결이다

행복하게 장수하는 사람들은 과연 질 좋은 영양제를 먹으며 최첨단 시설에서 최고의 의사에게 관리를 받는 사람들일까? 정답은 '아니오'이다.

건강하게 장수하려면 치료에 투자하기보다는, 건강에 대해 배우는 데 투자해야 한다. 이제 평생교육의 시대이기 때문이다. 무병장수를 위한 최상의 방법은 규칙적인 생활과 절제된 하루 세 끼의 식이요법, 꾸준한 운동, 끊임없는 사회활동과 두뇌 활동이다.

교육을 받으며 평생 공부하는 사람은 더 오래, 더 건강하게 산다.

교육 수준이 건강과 장수에 미치는 영향은 상상 이상으로 크다. 한 분야에서 고도의 두뇌를 활용하며 사는 사람들은 정신을 통해 뇌에 계속 도전적인 과제를 부과하는데, 이렇게 정신적인 자극을 주면 뇌세포들이 서로 연결되고 인지력이 오래도록 손상되지 않는다.

존스 홉킨스 의과대학에서도, 평생 교육이 장수와 어떤 연관이 있으며 왜 뇌를 꾸준히 훈련해야 하는지 실험한 적이 있다. 교육 수준과 경제 수준이 별로 높지 않은 60~86세의 여성 자원봉사자를 모집해 훈련을 시킨 다음, 초등학생들에게 읽기와 도서관 사용법 등을 가르치게 한 것이다.

그 결과 학생들의 학업 성적이 향상된 것은 물론 이 여성들의 건강도 상당히 좋아졌다. 지팡이를 짚고 다니던 여성 중 절반은 더는 지팡이가 필요하지 않았으며, 44%의 여성은 예전보다 건강해지고 TV를 보며 무료하게 보내는 시간이 줄었다. 두뇌 활동과 봉사활동이 몸과 마음에 절대적으로 좋은 영향을 보여주는 결과라고 할 수 있겠다.

무엇보다 자원봉사는 사회적 접촉을 통해 뇌를 자극하게 된다는 점에서 효과가 있다. 뿐만 아니라 다른 사람들과 접촉하는 모든 사교 활동은 건강하게 오래 사는 데 도움이 된다. 사교성과 수명 사이에 강한 비례관계가 존재한다는 통계도 있을 정도이다.

새로운 경험과 끊임없는 정신활동은 뇌의 능력을 키운다. 신경세포의 성장인자와 뉴런 간의 연결이 점차 늘어남에 따라 뇌는 더욱 다양한 일을 할 수 있게 된다. 노년기에 접어들어 치매에 걸려 뇌가 손상되었더라도, 평소 두뇌를 많이 사용했다면 뇌의 다른 부위가 대신 그 일을 수행하게 된다.

나아가 학습 능력은 늙어서도 계속 유지될 뿐 아니라 판단하는 일과 같은 결정적 능력은 오히려 노년기에 절정에 달한다는 점도 기억해야 한다. 즉, 지식과 경험이 오랜 세월을 통해 축적되어 지혜를 낳는 것이다. 경험이 풍부하고 평소 머리를 쓰는 사람은 의사를 조절하고 통제하는 능력이 탁월하며, 자극에 대한 반응 시간도 빠르다.

실제로 정치가, 과학자, 예술인은 장수하는 이가 많은데 거의 평생 정신노동을 하며 살아왔기 때문이다. 그렇다고 졸업장이나 자격증, 지능지수가 중요하다는 것은 아니다. 책을 읽고 관심 있는 분야를 공부하면서 뇌를 깨우는 시간을 가져야 한다. 평생 교육하고 공부하는 생활방식은 모든 나이층에서 필요하며 특히 노년기 생활에서 꼭 필요한 일이다.

● 잠자는 뇌를 깨워라

보통 사람은 자신의 뇌를 10% 정도만 사용한다고 한다. 천재 아인

슈타인과 에디슨, 뉴턴의 경우는 15~20% 정도 활용했다는 것이 정설이다. 그렇다면 잠자고 있는 뇌 세포의 단 2%만이라도 더 활용할 수 있는 방법은 없을까?

흔히 판단이 빠르고 명석하고 아는 게 많고, 셈이 정확하고 기억력 좋고 다방면에서 두각을 나타내는 사람을 머리 좋은 사람이라고 한다. 이런 일을 행하는 곳은 뇌의 전두전령으로 대뇌 가장 앞쪽에 위치하며 뇌의 30%를 차지하고 있다. 즉 전두전령은 뇌를 지휘하는 사령탑이라고 할 수 있는데, 이 부위를 잘 활용할수록 머리가 좋은 사람이다.

전두전령을 단련하는 방법은 지극히 간단하다. 매일 간단한 셈을 계산해 보거나 책을 소리 내어 읽고 메모하는 것이다. 과거 옛 선비들은 책을 읽을 때 소리 내어 읽었다. 바르게 앉아 또박또박 글자를 읽다 보면 집중력이 생기며 전두전령을 광범위하게 사용할 수 있다. 특히 한글은 소리글이다. 글자를 소리 내어 읽으면 더 이해가 잘 되며 문장에서 감칠 맛이 난다.

글 쓰는 일도 어렵게 생각할 필요가 없다. 집필이 어렵다면 평소 메모하는 습관을 가지면 된다. 메모는 기억을 잊지 않게 하고, 자신의 의사나 정보를 잘 전달할 수 있게 한다. 책을 읽으면서 감동 받은 구절을 오래 간직하고 싶을 때 사용하는 순간의 기록이기도 하다. 공부할 때 필기를 하면 기억력이 향상되며 두뇌가 골고루 활용된다.

계산할 때도 굳이 어려운 미적분까지 풀어낼 필요가 없다. 전두전령은 간단한 초등학교 수준의 문제를 풀 때 더 효과적으로 쓰인다. 한 자릿수 덧셈, 뺄셈, 곱셈이면 충분하다(가령 7+7=□, 13-8=□, 8×6=□). 하루에 10분씩 책을 소리 내어 읽고, 간단한 계산 문제를 풀어 보는 것만으로 뇌를 젊고 활기차게 유지할 수 있다.

● 젊고 활기찬 뇌 만들기

두뇌를 최대한 활용하려면 아침을 반드시 챙겨 먹어야 한다. 뇌는 포도당만 편식한다는 점을 앞에서 이야기했다.

포도당은 지방처럼 축적되지 않을 뿐 아니라, 뇌에는 영양을 쌓아 두는 공간이 없으므로 그때그때 공급해 주어야 한다. 뇌는 아침밥을 좋아한다. 아침을 먹지 않으면, 뇌는 밤새 포도당을 공급받지 않아서 점심 식사 전까지 두뇌가 원활하지 않게 된다.

하루 생체 리듬 중에서 오전 10시는 정신이 가장 맑은 상태다. 이때 공부나 일에 작업 능률이 가장 좋다. 뇌는 이때 정점을 찍으며 각성 상태에 이른다. 그리고 점심 이후로 서서히 활동력이 저하된다. 뇌가 가장 고도의 능력을 발휘할 수 있는 이 오전 시간을 아침을 굶음으로써 보내는 것은 너무 아까운 일이다.

　기계는 쓰지 않으면 녹이 슬고, 몸도 움직이지 않으면 서서히 나태해지고 노쇠하듯이, 뇌도 마찬가지다. 자꾸 쓰고 자극하면 기능이 향상된다. 소리 내어 읽고, 간단한 셈을 계산하는 일뿐 아니라, 사람들과 만나 대화하는 것도 뇌의 기능을 향상시키는 일이다. 같은 사람만 만나 비슷한 화젯거리로 얘기하는 것보다 다양한 사람과 만나 대화하면 뇌가 자극을 받는다.

　뇌는 단순한 일을 좋아하는 습성이 있어 똑같은 일을 반복하면 자극받지 않는다. 뇌를 자꾸 귀찮게 해야 머리가 좋아진다. 매일 똑같은 길을 지나며, 똑같은 음식을 먹고, 똑같은 일을 하는 것보다 변화 있고, 새로운 자극이 주어질수록 뇌가 단련된다. 일상에서의 사소한 일탈, 가끔 가는 여행, 동호회에 가입하여 새로운 사람을 만나는 것, 취미 생활을 시작하는 것 등이 뇌를 활성화하는 방법이라 할 수 있다.

일상에서 쉽게 하는 두뇌 단련법

1. 아침 식사를 해야 뇌가 활동을 시작한다.
2. 하루 10분 소리 내어 읽는다.
3. 하루 10분 쓰기를 한다.
4. 하루 10분 간단한 산수를 계산한다.
5. 외국어를 배우면 뇌가 자극된다.
6. 운동은 머리를 좋게 만든다.
7. 대화는 치매를 예방한다.
8. TV를 꺼라. TV는 뇌의 활동을 정지시킨다.
9. 웃어라. 웃으면 뇌도 웃는다.
10. 똑같은 일상에서 벗어난 일탈은 뇌에 자극을 준다.

| 맺음말 |

1년에 한 번 건강검진 받기

건강의 기본은 규칙적인 식습관과 운동이지만, 정기적인 건강검진 역시 건강관리에 중요하다는 것은 모두 아는 사실이다. 질병을 진단하여 치료하는 것도 중요하지만, 뒤늦게 손을 쓰다 보면 이미 치료할 때를 놓치는 예도 있다.

가족력이 있는 경우라면 나이별 건강검진의 시기를 더 당겨야 한다. 또 검진의 항목도 더욱 세밀하게 받는 것이 필요하다. 특히 갑상선암, 대장암, 간암, 위암, 전립선암(남성), 유방암과 난소암(여성)과 같은 치명적인 암은 부모나 형제 등 가족 중에 이런 질환자가 있다면 건강검진에 더욱 신경 써야 한다.

뇌혈관이나 심혈관 질환은 가족력에 따라 위험이 증가하는 것이 사실이나, 가족들간에 식생활, 생활방식, 운동 등 생활환경이 비슷한 요인도 발병의 원인이 된다.

건강은 건강할 때 지켜야 한다. 이 평범한 진리를 제대로 지키고 있는 사람은 과연 몇이나 될까. 일부는 생각보다 비싼 비용 때문에 종합검진을 미루기도 한다. 하지만 건강검진은 조기에 병을 발견하고 치료해 수명을 연장할 수 있는 필수조건이다. 체계적으로 건강을 관리하기 위해 다음의 성별, 나이별 건강검진을 살펴보자.

1) 성별에 따른 건강검진 가이드

① 여성

여성의 3대 암인 유방암과 난소암, 자궁경부암은 발병률이 매년 증가하고 있지만, 초기 증상이 거의 없어 진행된 후 발견되는 경우가 많다. 또한 최근 발병률이 높아진 갑상선암을 점검하려면 초음파 검사를 받는 것이 좋다. 갑상선암은 건강검진을 통해 가장 많이 발견되는 암이지만, 예후가 좋고 치료가 잘 되는 편이다.

결혼과 임신을 앞둔 여성은 풍진 항체 여부를 임신 전에 미리 검사를 받거나 예방접종을 해야 한다. 폐경 이후 골밀도가 급격히 떨어지는 50대 여성은 골밀도 검사가 필요하다.

② 남성

잦은 음주와 흡연으로 간암과 위암, 대장암에 걸리는 확률이 여성보다 높다. 간암을 조기 발견하기 위해 30세 이상인 남성은 반드시 1년마다 한 번씩 검진해야 한다. 위암은 40세부터 1~2년 간격으로 위 내시경이나 위조영술로 검진한다.

저선량 CT 촬영으로 조기에 폐암을 진단할 수도 있다. 하지만 한 번 찍는데 비용이 비싸고, 매년 촬영하면 방사선에 노출되는 양도 무시할 수 없다. 따라서 조기검진이 유용하다고 판단되는 55세 이상, 남성 흡연자일 경우에만 매년 촬영하는 것이 권장된다.

대장내시경도 고려하는 것이 좋다. 대장내시경은 특히 50세 이후에는 이상이 없어도 5년에 한 번씩, 용종 등이 있는 경우 검진 간격을 앞당겨서 한다.

2) 나이별 건강검진 가이드

① 20~30대 청년

사회활동을 활발하게 하기 시작하면서 과도한 음주, 흡연, 운동 부족, 스트레스 등 때문에 각종 질환에 노출되기 쉽다. 따라서 간이나 위 건강과 함께 비만, 대사성 질환에 신경을 쓰는 것이 중요하다. 이럴 때는 복부 초음파 검진을 시행해야 하며, 소화기 이상 증상이나 위 내시경 검사와 함께 성인병 검진을 받아 보는 것이 중요하다.

가족력을 살펴보고 생활습관을 돌아본 후, 현재 자신의 질병 유무와 질병 위험 요소가 있는지 파악하고 교정하고자 노력해야 한다. 뇌혈관 질환이나 심혈관 질환을 앓은 가족이 있고 흡연과 음주, 비만 같은 생활습관이 있다면 앞으로 혈관 질환에 걸릴 위험성이 많이 증가한다. 따라서 이 시기는 검진을 통해 혈중지질이나 혈당, 혈압 등을 체크해 이상 유무를 감시하고 잘못된 생활습관을 고쳐야 한다.

암 가족력이 있는 경우 일반적인 암 검진 권고 나이보다 일찍 암 검진을 시작해야 한다. 또 검진을 통해 간염(A형, B형, C형) 등의 항체가 없는 것으로 밝혀지면 예방접종(A형, B형)을 받아야 한다.

20~30대는 건강하게 100세 수명시대를 열기 위한 기초체력을 다지는 시기다. 꾸준히 가족력, 생활습관 등에 따른 질병 발생 가능성을 파악하고 대비하려는 자세가 필요하다.

② 40~50대 중년

이 시기에 건강검진에서 꼭 염두에 둬야 할 것은 관상동맥 검사다. 최근 젊은 나이에 심근경색이나 뇌졸중으로 사망하는 경우를 심심치 않게 볼 수 있다. 고혈압, 당뇨, 고지혈증, 비만, 흡연 등에 해당하는 남성은 심장의 관상동맥 상태를 볼 수 있는 관상동맥 CT를 찍는다.

혈압, 당뇨, 흡연 같은 뇌동맥류 위험인자가 있는 사람은 10년에 한 번씩 뇌혈관 CT와 자기공명영상(MRA)을 찍어 보는 것이 좋다. MRI, CT 같은 검사가 부담스럽다면 경동맥 초음파 검사를 받으면 동맥폐색이나 협착 등과 같은 뇌혈관 질환을 파악할 수 있다. 50세 이상 당뇨, 고혈압, 고지혈증 환자는 정기적으로 받아야 한다.

본격적으로 성인병이 발병하는 시기이므로 매년 정기적으로 건강검진을 받는 것이 중요하다. 50세 이상이 되면 특별한 증상이 없어도 3~5년 간격으로 정기적인 대장내시경 검사를 받을 것을 권한다. 50대 여성은 폐경과 함께 골밀도가 급격히 낮아지면서 뼈가 약해져 압박 골절의 가능성도 커지므로 골밀도 검사 또한 필수 항목이다.

③ 60대 이상

60세 이상은 신체 기능이 본격적으로 퇴화하기 시작하므로 시력이나 청력과 같은 일반적인 신체 기능 검사를 받는 것이 좋다. 중대 질병의 위험이 급격하게 커지므로 암 검진 등과 함께 치매심리 검사가 꼭 필요하다. 기억력 감퇴나 치매가 우려된다면 뇌 MRI를 찍어 보는 것도 좋다.

또한 60대는 중풍이라고 불리는 뇌졸중의 위험도 크다. 뇌 질환이

의심되거나 65세 이상의 고령, 가족 중에 뇌 질환을 앓고 있는 사람, 흡연, 당뇨, 고혈압 등 뇌졸중 위험요인이 있다면 1~2년을 주기로 뇌 MRI(형태검사)와 뇌 MRA(혈류검사), 혹은 뇌 CT 검사를 받아보는 것이 좋다. 이 같은 검사는 뇌조직과 혈관의 이상 유무를 영상으로 확인하며 검사할 수 있어 뇌졸중 예방과 조기 진단에 유용하다.

고령의 나이에 발생 가능성이 높은 관절의 염증성 질환은 퇴행성 관절염과 척추 질환이다. 관절 질환은 완치가 어려우므로 지속적인 검진을 통해 병의 진행 속도를 늦추는 것이 치료의 목적이므로 정기 건강검진 때 관절과 척추 검진을 같이 진행하는 것이 바람직하다.

■ 참고문헌

1日1食 / 나구모 요시노리 저, 양영철 역 / 위즈덤스타일
1일2식 / 히가시 시게요시 저, 코우다 미츠오 감수, 안중식 역 / 지식여행
1일5식 다이어트 / 남호진 저 / 미다스북스
1日효소단식 / 츠루미 다카후미 저, 박재현 역 / 이상
공복워킹 / 이시하라 유미 저, 이근아 역 / 성안당
먹고 단식하고 먹어라 / 브래드 필론 저, 박종윤 역, 고수민 감수 / 36.5
간헐적 단.식.법 / 마이클 모슬리, 미미 스펜서 저, 이은경 역, 박용우 감수 / 토네이도
미네랄, 내 몸을 살린다 / 구본홍 저 / 모아북스
채식의 유혹 / 김우열 저 / 퍼플카우
하루 굶고 하루 먹기 / 베른하르트 루드비히 저, 박정미 역 / 퍼플카우
5%는 의사가 고치고 95%는 내 몸이 고친다 / 김세현 저 / 토담
식욕버리기연습 / 마리아 산체스 저, 송경은 역, 유은정 감수 / 한국경제신문
현미채식다이어트 / 안재홍, 백운경 저 / 청림Life
암을 이겨내는 사람들의 7가지 습관 / 윤영호, 김경섭, 고현숙 저 / 궁리
불치병은 없다 / 노먼 커즌스 저, 성승모 역 / 힐링타오(정신문화사)
인간은 왜 병에 걸리는가 / 랜덜프 네스 외 저, 최재천 역 / 사이언스북스
의사와 약에 속지 않는 법 / 미요시 모토하루 저, 박재현 역 / 랜덤하우스중앙
인간은 왜 늙는가 / 스티븐 어스태드 저, 최재천 역 / 궁리출판
만병을 고치는 냉기제거 건강법 / 신도 요시하루 저, 김수경 역 / 김영사
내 몸안의 의사 면역력을 깨워라 / 아보 도오루 저, 조성훈 역 / 21세기 북스
약을 끊어야 병이 낫는다 / 아보 도오루 저, 조영렬 역 / 부광
자연치유 / 앤드루 와일 저, 김옥분 역 / 정신세계사
없는 병도 만든다 / 외르크 블레흐 저, 배진아 역 / 생각의나무
1080 모르면 무서운 생활습관병 / 히가시 시게요시 저, 배정숙 역 / 사람과책
간헐적 단식도 해롭다 / 동아일보, 2013년 4월 22일 신문보도

양우원 건강강좌 프로그램

제대로 알아야 평생건강을 지킨다

100세 시대가 시작되면서 건강과 장수는 오래 사는 것만을 뜻하는 것이 아니라, 하루하루를 즐겁게 살아가는 것을 의미합니다.

정보화 시대, 건강과 장수에 대한 수많은 정보들이 넘쳐흐르지만 그중에 확실하게 검증된 정보는 극히 일부에 불과합니다. 잘못된 건강 정보를 걸러내고 나와 내 가족의 건강을 책임져 줄 진짜 정보를 얻는 것이야말로 우리가 알아야 할 일입니다. 특히 우리의 건강과 장수는 식습관과 생활습관이 90% 이상을 차지하고 있습니다.

지금껏 잘못된 습관을 실천해 왔더라도 정확한 지식과 함께 실천으로 얼마든지 개선이 가능합니다. 한 번 제대로 배운 건강 정보가 우리의 평생건강을 지키는 중요한 계기가 될 것입니다.

평생건강, 의사도 아닌 바로 내가 지켜내는 것임을 기억하십시오

교육 내용

- 건강하게 사는 사람들, 어떻게 살아가고 있는가?
- 현대의학의 맹점, 그리고 대체의학의 세계
- 만성질환의 원인과 해결법은 있는가?
- 건강한 식습관 관리
- 영양 불균형 시대, 영양완전정복을 배우다
- 적절한 운동이란 무엇인가?
- 1일 3식, 왜 검증 받은 식사법인가?

교육 방법

기업체나 단체기관에 출강하여 강의합니다.(특강/워크숍/세미나)

교육 문의

체계적인 건강관리는 반드시 전문가의 도움이 필요합니다. 평생 건강을 위한 지도를 그려 가며 필요한 모든 정보를 습득할 수 있는 최선의 기회, 나뿐만 아니라 가족과 지인들에게도 나눠 줄 수 있는 핵심 건강 지식을 얻을 기회를 놓치지 마십시오.

교육문의:010-2043-3432   이메일:dwo9114@naver.com

내 몸 건강을 위한 현명한 선택!

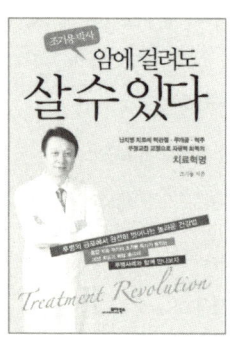

암에 걸려도 살 수 있다
200만 암환자에게 전하는 희망의 메시지

'난치성 질환에 치료혁명의 기적'을 이룬 조기용 박사는 지금껏 2만 여명의 암 환자들을 치료해 왔고, 이를 통해 많은 환자들이 암의 완치라는 기적 아닌 기적을 경험한 바 있으며, 통합요법을 통해 몸 구조와 생활습관을 동시에 바로잡는 장기적인 자연면역 재생요법으로 의학계에 새 바람을 몰고 있다.

조기용 지음 / 255쪽 / 값 15,000원

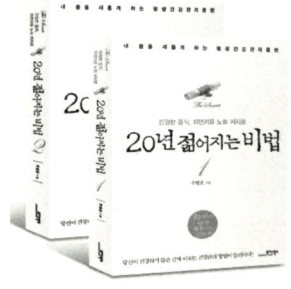

20년 젊어지는 비법 1, 2

한국인들의 사망률 1, 2위를 차지하는 암과 심장질환은 물론 비만, 제2형 당뇨, 대사증후군, 과민성대장증상 등 각종 질병에 대한 치료정보를 제공, 스스로가 자신의 질병을 치유하고 노화를 저지하여 무병장수하도록 평생건강관리법의 활용방법을 제시하고 있다.

우병호 지음 / 1권 : 380쪽, 2권 : 392쪽 /
값 각권 15,000원

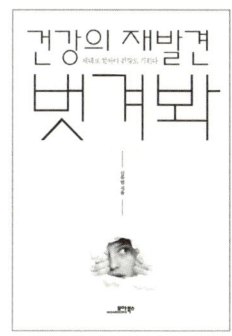

건강의 재발견 벗겨봐

지금까지 믿고 있던 건강 지식이 모두 거짓이라면 당신은 어떻게 하겠는가? 이 책은 건강을 위협하는 대중적인 의학적 맹신의 실체와 함께 잘못된 건강 정보에 대해 사실을 밝히고 있다.

김용범 지음 / 272쪽 / 값 13,500원

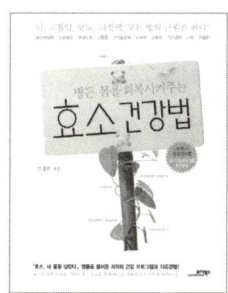

효소 건강법

당신의 병이 낫지 않는 진짜 이유는 무엇일까? 병원, 의사에게 벗어나 내 몸을 살리는 효소 건강법에 주목하라! 효소는 우리 몸의 건강을 위해 반드시 필요한 생명 물질이다. 이 책은 효소를 낭비하는 현대인의 생활습관과 식습관을 짚어보고 이를 교정함으로써 하늘이 내린 수명, 즉 천수를 건강하게 누리는 새로운 방법을 제시하고 있다.

임성은 지음 / 264 쪽 / 값 12,000원

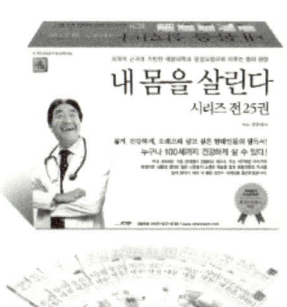

건강적신호를 청신호로 바꾸는 건강가이드

내 몸을 살린다 세트로 건강한 몸을 만드세요

① **누구나 쉽게 접할 수 있게 내용을 담았습니다.**
일상 속의 작은 습관들과 평상시의 노력만으로도 건강한 상태를 유지할 수 있도록 새로운 건강 지표를 제시합니다.
② **한권씩 읽을 때마다 건강 주치의가 됩니다.**
오랜 시간 검증된 다양한 치료법, 과학적·의학적 수치를 통해 현대인이라면 누구나 쉽게 적용할 수 있도록 구성되어 건강관리에 도움을 줍니다.
③ **요즘 외국의 건강도서들이 주류를 이루고 있습니다.**
가정의학부터 영양학, 대체의학까지 다양한 분야의 국내 전문가들이 집필하여, 우리의 인체 환경에 맞는 건강법을 제시합니다.

정윤상 외 지음 / 전 25 권 세트 / 값 75,000원

공복과 절식

1판 1쇄 인쇄 | 2013년 07월 12일
1판 1쇄 발행 | 2013년 07월 15일

지은이 | 양우원
발행인 | 이용길
발행처 | 모아북스

관리 | 정윤
디자인 | 이룸

출판등록번호 | 제 10-1857호
등록일자 | 1999. 11. 15
등록된 곳 | 경기도 고양시 일산동구 호수로(백석동) 358-25 동문타워 2차 519호
대표 전화 | 0505-627-9784
팩스 | 031-902-5236
홈페이지 | http://www.moabooks.com
이메일 | moabooks@hanmail.net
ISBN | 978-89-997385-32-4   13510

· 좋은 책은 좋은 독자가 만듭니다.
· 본 도서의 구성, 표현안을 오디오 및 영상물로 제작, 배포할 수 없습니다.
· 독자 여러분의 의견에 항상 귀를 기울이고 있습니다.
· 저자와의 협의 하에 인지를 붙이지 않습니다.
· 잘못 만들어진 책은 구입하신 서점이나 본사로 연락하시면 교환해 드립니다.

모아북스 는 독자 여러분의 다양한 원고를 기다리고 있습니다.
(보내실 곳 : moabooks@hanmail.net)